UNIVERSALE
ECONOMICA
FELTRINELLI / SAGGI

CW01668722

BERT HELLINGER

Riconoscere ciò che è

La forza rivelatrice delle
costellazioni familiari

Dialoghi con Gabriella ten Hövel

Traduzione di Silvia Miclavez

Titolo dell'opera originale
ANERKENNEN, WAS IST. GESPRÄCHE ÜBER VERSTRICKUNG UND LÖSUNG

Traduzione dal tedesco di
SILVIA MICLAVEZ

Prima edizione nell'"Universale Economica" – SAGGI maggio 2011
Sesta edizione agosto 2017

Stampa Nuovo Istituto Italiano d'Arti Grafiche - BG

ISBN 978-88-07-88384-2

Riconoscere ciò che è

Prefazione

di Gabriella ten Hövel

Bert Hellinger mi ha confuso la mente e toccato l'anima.

Mi ha resa insicura, indignata e curiosa. Fin dal primo impatto molti dei suoi pensieri mi sembravano anche troppo familiari:

"La maternità è qualcosa di grande" – oh Dio!

"Onora il padre e la madre" – che cattolico!

"Non combattere i genitori, ma prendili così come sono" – dopo tutto quello che mi hanno fatto passare!

"La donna deve seguire l'uomo!" E uno così *tu* lo consideri bravo?

Sì. Il suo lavoro terapeutico mi ha veramente affascinata. Per tre giorni l'ho osservato lavorare con i malati davanti a un pubblico di quattrocento persone. All'inizio è come uno spettacolo teatrale: avvincente, toccante, proprio tratto dalla vita vera. Gli spettatori che in un primo tempo non sono coinvolti diventano, senza accorgersene, i partecipanti di un dramma chiamato "la propria famiglia". A un tratto si sente la propria storia farsi avanti e avvenimenti che prima sembravano secondari diventano improvvisamente importanti: "Ah sì, esiste anche questa sorellastra!". Ed ecco che scorrono le lacrime perché una donna s'inchina davanti a sua madre. Oh cielo! Ma cos'è *questo*? E la sera ci si accorge di essere esausti – Dio solo sa perché, eppure, non ero che uno spettatore!

Cos'è che fa in modo che certe parole pie nel lavoro terapeutico diventino improvvisamente così significative? Umiltà nei confronti dei genitori, chiedere la "benedizione" del padre? Che cosa c'è di vero nell'affermare che scusarsi è "impudente" e perdonare è "arrogante"?

Cos'è che guida il pensiero di quest'uomo dietro al suo operare terapeutico? E com'è che riesce a individuare con tanta sicurezza i punti ciechi del pensiero razionalistico, tipico dei nostri tempi? Come fa a prendere in considerazione:

l'amore nell'incesto (questo mi fa proprio indignare!),

l'inevitabilità della colpa nel contesto nazista (la gente avrebbe pur dovuto sapere cosa stava succedendo e combattere!),

l'indignazione come energia violenta,

il rispetto del maschile nonostante tutta l'emancipazione (ma da dove può provenire, visto il disprezzo maschile nei confronti del femminile!),

la colpa dei genitori adottivi nei confronti del loro figlio adottivo (ma l'adozione è una grande opera sociale!),

il legame alla famiglia come fonte di libertà (ma ci si deve pur emancipare dai genitori!),

la riconciliazione con il destino (prendo io in mano il mio destino!)?

Quante domande sono sorte in me tutte in una volta! Quello che mi ha affascinato di più del lavoro di Bert Hellinger, è che il suo modo di operare è così toccante. Vederlo dal vivo, sprofondare nella lettura dei suoi libri o parlare con lui per ore, mi faceva sentire poi stranamente in pace, rilassata, e pacatamente ottimista nei confronti miei e del mondo in generale. Da cosa dipende questo? Forse dal fatto che qui c'è qualcuno instancabilmente alla ricerca dell'amore quale fonte d'irretimento, sofferenza e malattia. Per questo il linguaggio di Hellinger sembra avere qualcosa d'antico. Quando parla di umiltà, bontà o grazia, della benedizione del padre, della vita quale regalo o della riconciliazione, raggiunge una sfera d'esperienza propria dell'anima per la quale la psicologia moderna d'indirizzo analitico non ha parole. È come se lui costruisse un ponte verso una realtà di vita che non ha un linguaggio per i più profondi moti dell'anima. Tutto ciò è un po' inquietante per me, e mi chiedo chi sia quest'uomo che riesce a prendermi per un verso che sta completamente al di là della ragione.

Bert Hellinger sa essere brusco con i suoi pazienti, fermo e – per usare un'espressione blanda – determinato (alcuni dicono autoritario), se gli pare necessario. Non ha timore di comunicare apertamente idee durissime, che altri osano al massimo pensare! È un uomo che pur essendo molto cauto e attento nelle sue affermazioni, non ha riguardo a esprimere apertamente ciò che vede.

Questo psicoterapeuta, che preferisce chiamarsi guaritore di anime, si prende gioco di coloro che si autoeleggono avvocati di tutti i poveri e diseredati, vedove e orfani, siano essi terapeuti, preti o altro, che amano muoversi per cause caritatevoli. Il vocabolario dell'uomo per bene, dell'educatore e del terapeuta di stampo razionalistico, in un certo senso è scialbo, pretenzioso e sterile se confrontato con il linguaggio semplice e incisivo di Hellinger. Egli poi, stranamente, non vuole neanche indagare molto!

Per i terapeuti di solito è molto importante sviscerare gli aspetti più nascosti della sofferenza personale. Hellinger vuole conoscere "solo fatti", non ciò che uno pensa al riguardo o cosa sente "proprio ora". "Dai, metti innanzitutto in scena la tua famiglia," dice, interrompendo l'inizio di storie lamentose riguardanti padri cattivi o madri divoratrici.

Una volta ha lavorato con un uomo che aveva perso moglie e figlio in un incidente. La descrizione dell'avvenimento aveva raggelato il pubblico, tanto era tremenda. Hellinger gli sta di fronte, lo ascolta e la sua voce diventa morbida: "Ora metti in scena," dice, e in modo ineguagliabile sa come guardare insieme con quest'uomo la morte dei suoi cari, per riaccompagnarlo alla vita – con molta calma, poche parole e una sicurezza benevola che sostiene tutti i presenti. Lui è anche questo. Un uomo mite, cordiale, tutto raccolto nella sua compassione. E un giorno ci siamo seduti insieme, prima nello studio della radio, poi nella sua stanza di lavoro, e abbiamo elaborato un questionario a gran velocità. Come è stato gentile a collaborare! Non tutto è stato chiarito fino in fondo. Ma per ora è sufficiente.

I dialoghi con Bert Hellinger invitano a immergersi ora nei pensieri ora nei sentimenti. Lui provoca, affascina, è toccante e fa arrabbiare. Tutto questo "rimescolamento" nutre lo spirito e sollecita il pensare, dove invece normalmente esso si ritira, adagiandosi soddisfatto. E, pur non sapendo come, in seguito ci si sente più indulgenti nei confronti del mondo.

Osservazioni della traduttrice

Bert Hellinger è oggigiorno uno dei più innovativi psicoterapeuti contemporanei. Nei vivaci dialoghi con la giornalista Gabriella ten Hövel, egli svolge in questo libro dei temi con i quali guida il lettore verso la realtà dell'anima. Questa lo può stimolare a rivedere i presupposti e le implicazioni della mentalità razionalistica e di certe tendenze spirituali o esoteriche ed eventualmente anche a superarle.

Passo dopo passo Hellinger spiega qui anche con molti esempi come sintonizzarsi sui moti dell'anima, riconoscere le dinamiche dei legami familiari, differenziare i sentimenti, vedere la funzione della coscienza con le sue implicazioni sistemiche e favorire lo sviluppo personale.

Introduce così il lettore al suo lavoro terapeutico con le costellazioni familiari, in cui *mette delle persone in grado di rappresentare il campo di influenza di una famiglia*, per aiutare il soggetto a scoprire le dinamiche nascoste che lo legano agli altri membri familiari e spesso lo obbligano a vivere a sua insaputa il tragico destino di uno di loro.

La sua psicoterapia sistemica è in fondo un servizio alla riconciliazione, in quanto tende a far recuperare a ogni persona la propria dignità, spesso reintegrando nel loro sistema quelli che sono stati condannati, esclusi o dimenticati, in modo che possano anche sostenere l'evoluzione degli altri.

Vicino a Hellinger, in effetti, si entra in una dimensione in un certo senso insolita. Intorno a lui accadono cose apparentemente straordinarie, che però a un altro livello sono così familiari da dare a ciascuno la sensazione di giungere finalmente "a casa".

Forse anche tu, caro lettore o cara lettrice, leggendo questo libro sentirai cosa in questo contesto significhi "essere toccati nell'anima". È l'esperienza che provano tutte le persone che si lasciano entusiasmare dal lavoro di Hellinger, quando sentono che qui c'è qualcuno o qualcosa che le tocca nell'intimo e le aiuta a riconoscere e ad assecondare i moti più profondi del cuore, nel pieno rispetto della dignità e del destino di ogni membro della famiglia o del sistema a cui appartengono, e in sintonia con ciò che è.

ABHI
Associazione per la promozione della psicoterapia sistemica di Bert Hellinger in Italia
Via Monte Ortigara 51 – 33100 Udine
Tel. e fax +39.0432470551
Sito Internet www.hellinger.it

Capitolo 1

È più facile soffrire che accettare una soluzione

Questo primo capitolo è la trascrizione dell'intervista concessa da Bert Hellinger a Radiosud 2 di Stoccarda, con la quale egli presentò ai suoi ascoltatori il suo modo di lavorare. Come dialogo iniziale di questo libro funge da introduzione all'opera e al pensiero di Hellinger.

GABRIELLA TEN HÖVEL: *"Terapia sistemica della famiglia", che cos'è?*

BERT HELLINGER: Con la terapia sistemica della famiglia si cerca di scoprire se qualcuno, all'interno della "famiglia estesa",[1] è irretito nei destini di precedenti membri familiari. L'irretimento si può notare con la rappresentazione delle costellazioni familiari, e nel momento in cui diventa evidente, è possibile liberarsene.

Che cosa sono le "costellazioni familiari"? Facciamo subito un esempio, così possiamo parlarne meglio. È tratto da un seminario tenuto da Bert Hellinger, in occasione di un congresso a Garmisch.

[1] Qui Hellinger, come spiegherà nel corso dell'intervista, si riferisce alla famiglia composta da padre, madre, figli – anche illegittimi, dati in adozione, abbandonati o abortiti –, fratelli dei genitori, precedenti partner importanti dei genitori, nonni ed eventualmente bisnonni con un destino particolare.

I malati, con i quali lavora, stanno seduti in un grande cerchio, intorno al quale circa quattrocento membri del congresso osservano quel che accade. Il lavoro inizia nel momento in cui Bert Hellinger chiede ai malati di cosa soffrono.
L'esempio che riportiamo riguarda un giovane, che chiameremo Max, che dal suo diciottesimo anno di vita soffre di una malattia che si manifesta con accelerazioni del battito cardiaco e disturbi vegetativi.

MAX: Ci sono molti conflitti nella mia famiglia. Mia madre e mio padre vivono separati. Mia madre e mio nonno hanno litigato. Ci sono molti problemi pratici, e mi chiedo come posso fare in modo che vadano tutti d'accordo.
HELLINGER (al pubblico): Nel mio lavoro, solo poche informazioni sono importanti, e riguardano solo gli avvenimenti esterni, determinanti, non cosa pensano o fanno le persone. Max ha già dato un'informazione importante: i genitori sono separati. Altri avvenimenti incisivi potrebbero essere la morte di fratelli, se qualcuno è stato escluso o espulso dalla famiglia, precedenti soggiorni ospedalieri, complicazioni durante la nascita, o se la madre è morta durante il parto. (A Max): Ci sono avvenimenti di questo tipo da te?
MAX: È morta la sorella gemella di mia madre.
HELLINGER: Questo mi basta. È un fatto così determinante, che probabilmente mette in ombra tutto il resto. Metti in scena innanzitutto la tua famiglia d'origine. A essa appartengono la madre, il padre, quanti figli?
MAX: Ho anche una sorella più giovane.
HELLINGER: OK, adesso metti in scena queste quattro persone. Scegli tra il pubblico qualcuno che rappresenti tuo padre, tua madre, tua sorella e te. Prendi qualcuno a caso. Basta che tu metta in scena quattro persone.

Poi va' da ognuna di loro, prendila con tutte e due le mani e conducila al suo posto, senza dire niente. Nemmeno i rappresentanti dovranno parlare. Mettili in relazione fra loro, seguendo l'immagine interiore della famiglia così come ti viene mentre lo fai.

La messa in scena della famiglia

Max sceglie ora fra il pubblico alcune persone completamente sconosciute per rappresentare il padre, la madre, la sorella e se stesso, e li mette in relazione tra di loro secondo il sentire del momento. In questo caso il padre volta le spalle alla madre, mentre il figlio (Max), sta di fronte alla madre. Ed ecco che persone scelte a caso, che non conoscono né Max né la storia della sua famiglia, si trovano lì in piedi.

Che cosa dovrebbe succedere?

La cosa strana di queste rappresentazioni è che le persone scelte, non appena si trovano nella costellazione, hanno sensazioni simili a quelle dei membri familiari che rappresentano. Provano in parte anche i loro sintomi, senza aver avuto alcuna informazione al riguardo. Per esempio, una persona che rappresentava un epilettico, ebbe un attacco epilettico. Oppure succede spesso che a qualcuno si acceleri il battito cardiaco o che una parte del corpo diventi fredda. Andando poi a indagare, si scopre che la persona che viene rappresentata ha proprio questi sintomi. Sono fenomeni inspiegabili, ma in simili rappresentazioni si verificano centinaia e migliaia di volte.

Qual è la funzione di questa rappresentazione? Cosa può apprendere da essa?

Da essa vedo quali relazioni hanno tra loro i membri della famiglia. Nell'esempio sopra riportato, il fatto che il padre volti le spalle, mentre il figlio sta direttamente di fronte alla madre, ha un significato particolare. Se lasciamo che questa situazione agisca su di noi, riusciamo a vedere dove sta il problema.

Lei parla di "irretimento". Che cosa intende con questa parola?

Irretimento significa che qualcuno nella famiglia riprende inconsciamente su di sé il destino di un predecessore, e lo vive. Se per esempio in una famiglia un bambino è stato dato via – questo può anche essere accaduto nella generazione precedente –, più tardi un componente della stessa famiglia si comporterà come se anche lui fosse stato messo da parte. E non riuscirà a liberarsi da questa sensazione finché non si renderà conto di essere irretito.

Si arriverà alla soluzione del problema agendo in senso opposto: la persona esclusa viene rimessa in gioco. Viene per esempio aggiunta alla costellazione familiare. Tutt'a un tratto la persona che era esclusa diventa una protezione per chi si era identificato con lei. Se viene di nuovo inclusa e riconosciuta, diventa benevola nei confronti dei discendenti.

Questo non è così facile da capire. Si ripete un destino che neanche si conosce. Per esempio Max non ha mai conosciuto la zia morta. Da dove viene quest'irretimento? Questo ha forse qualcosa a che vedere con ciò che lei chiama "coscienza della stirpe"?

Proprio così. Evidentemente esiste una coscienza di gruppo. Al gruppo su cui questa coscienza influisce appartengono i bambini, i genitori, i nonni, i fratelli dei genitori e anche coloro che hanno fatto parte della famiglia e hanno lasciato il loro posto, per esempio precedenti consorti o fidanzati dei genitori. Se a uno di questi è stato fatto un torto, nel gruppo c'è un'irresistibile esigenza di compensazione. Ciò significa che l'ingiustizia avvenuta nelle generazioni precedenti in seguito viene di nuovo rappresentata e sofferta da qualcuno, affinché venga finalmente rimessa in ordine. Questa è la cosiddetta coercizione ripetitiva sistemica. Ma questo modo di ripetere non mette mai le cose a posto.

Quelli che devono sobbarcarsi il destino degli esclusi, vengono ingiustamente obbligati a farlo dalla coscienza della stirpe. In realtà, essi sono completamente innocenti. Invece coloro che si sono resi veramente colpevoli, perché per esempio hanno allontanato o scacciato un membro della famiglia, forse, nonostante tutto, se la cavano bene.

La coscienza di gruppo non ha quindi un senso di giustizia per i discendenti, ma solo per i predecessori. Evidentemente questa dinamica ha a che fare con un ordine di base dei sistemi familiari. Segue la legge: chi entra nel sistema, acquisisce lo stesso diritto d'appartenenza di tutti gli altri. Ma se qualcuno viene maledetto o escluso, allora alcuni dicono: "Tu hai meno diritto d'appartenenza di me". Questa è l'ingiustizia che viene espiata tramite l'irretimento, senza che coloro che ne sono colpiti ne siano a conoscenza.

Può fare un esempio, per darci un'idea di come questo meccanismo funzioni di generazione in generazione? Come possiamo immaginarlo?

Posso citare un esempio veramente spaventoso. Tempo fa venne da me un avvocato completamente in lacrime. Aveva fatto ricerche sulla sua famiglia e scoperto quanto segue: la bisnonna, mentre era incinta del marito, conobbe un altro uomo. In seguito il marito morì il 31 dicembre, a ventisette anni. Probabilmente fu assassinato. La donna lasciò poi in eredità il podere che aveva ereditato da quest'uomo, non a suo figlio, bensì al figlio di seconde nozze, commettendo così una grave ingiustizia.

In seguito, nel corso delle generazioni, in questa famiglia si suicidarono tre uomini, sempre il 31 dicembre e all'età di ventisette anni. Quando l'avvocato si rese conto di queste coincidenze, gli venne in mente che suo cugino aveva appena compiuto ventisette anni e che si stava avvicinando il 31 dicembre. In preda a cupi presentimenti, andò da lui per metterlo in guardia, e in effetti scoprì che il cugino aveva già comperato una pistola per suicidarsi. Così agiscono gli irretimenti.

Quest'avvocato venne ancora una volta da me. Egli era in estremo pericolo, poiché sentiva un forte impulso a suicidarsi. Lo pregai allora di mettersi con la schiena al muro e gli dissi di immaginare l'antenato morto e di dirgli: "Ti do tutto il mio rispetto. Hai un posto nel mio cuore. Renderò nota l'ingiustizia che ti è stata fatta, affinché tutto torni a posto". Così si liberò del suo panico.

Continuando con il nostro esempio, Max, che ha messo in scena la sua famiglia, ora si siede e osserva quello che succede. Hellinger chiede ai rappresentanti dei membri familiari come si sentono.

HELLINGER: Come sta il padre?
PADRE: Al momento non riesco ancora a sentire come sto.
HELLINGER: La madre?
MADRE: Mi sento un po' isolata, e se questo è mio marito, è troppo lontano. In qualche modo sento un rapporto speciale con mio figlio.

HELLINGER (al pubblico): Il figlio deve prendere il posto di chi? Della sorella gemella morta della madre! Potete immaginare cosa significhi questo per un bambino. (Al figlio): Come sta il figlio?

FIGLIO: Sento di essere fuori posto. Sto di fronte a loro. Sento anche che c'è un legame forte con mia madre.

HELLINGER: Come sta la sorella?

SORELLA: Verso sinistra sto male, lì ho uno spiacevole senso di oppressione. Sono più attratta dal fratello.

HELLINGER (al pubblico): Quando in una rappresentazione familiare si nota che una persona è stata esclusa e non appare, il passo successivo è quello di rimetterla in gioco. Perciò adesso metterò in gioco la sorella gemella della madre. (A Max): Com'è morta?

MAX: È stato un incidente particolarmente tragico. Mio nonno era appena tornato dalla guerra, e una domenica pomeriggio dovette trasportare qualcosa con l'autocarro. Portò con sé la figlia e la moglie. Alla partenza la bambina, giocando con la portiera, cadde fuori e venne investita dal proprio padre. La bambina aveva sette anni.

HELLINGER: Scegli adesso qualcuno che rappresenti questa bambina, e mettila vicino a tua madre, molto vicina. (Alla madre): Come stai adesso?

MADRE: Meglio, ma è molto vicina.

HELLINGER: Va bene così. È importante che stia vicina. Come sta la sorella morta?

SORELLA MORTA: Trovo molto piacevole stare così vicina.

HELLINGER: Cos'è cambiato adesso per il figlio (Max)?

FIGLIO: Sento che adesso il rapporto con la madre non è più così forte. Ho piuttosto l'impulso ad andare verso il padre.

HELLINGER (al pubblico): Esatto. Lui si è alleggerito per il fatto che la sorella gemella della madre è entrata. È cambiato qualcosa per il padre?

PADRE: Mi sento isolato per via della mia posizione che non mi consente di vedere la mia famiglia. Così faccio fatica a capire che cosa sta succedendo.
HELLINGER: Da un punto di vista sistemico, quest'uomo non ha alcuna prospettiva con la moglie. La moglie è così legata alla sua famiglia d'origine e alla sorella gemella, che non può dedicarsi a un uomo. Perciò questa relazione era destinata a fallire fin dall'inizio. In questo caso però i figli devono andare dal padre.
(Hellinger mette ora il figlio e la figlia di fronte al padre)
HELLINGER (al figlio): Come stai qui?
FIGLIO: Mi dà una sensazione più armonica. Adesso sento una relazione più forte con il padre. La sorella vicino a me in un certo senso mi dà forza.
HELLINGER (alla figlia): Come stai adesso?
FIGLIA: Meglio. Ma stavo già bene prima, quando è comparsa la sorella gemella di mia madre.
HELLINGER: Padre?
PADRE: Mi sento molto meglio se ho qualcuno di fronte che mi guarda.
HELLINGER: Il figlio deve stare per un certo periodo vicino al padre. Proprio vicino. Questa è per lui la forza guaritrice. (A Max): Puoi seguirmi?
MAX: Un po'. Cioè, per anni non c'è stato alcun contatto con mio padre. Negli ultimi anni, invece, ci siamo frequentati più spesso, ma mi turba il fatto che lui abbia nei miei confronti delle aspettative che sento di non poter esaudire.
HELLINGER: Devi pregarlo di benedirti.

L'altra immagine

Ho visto che ogni tanto lei fa delle domande al paziente. Alla fine, poi, lei di solito osserva la rappresentazione insieme a lui, oppure lui prende il posto del suo rappresentante nella costellazione. Che cosa succede a Max grazie a questa rappresentazione?

Egli, innanzitutto, vede che portava dentro di sé un'immagine limitata della sua famiglia. Per esempio, qui era esclusa la sorella gemella della madre. Lui vede che doveva prendere il suo posto per venire in aiuto alla madre. E vede pure che suo padre voleva andarsene.

Se ora entra in scena la persona esclusa, il quadro cambia. I figli vanno dal padre, invece di stare dalla madre, e la madre è lasciata sola con sua sorella gemella, poiché rimane legata a lei. In questo modo Max ottiene un'altra immagine della sua famiglia. Improvvisamente vede che è la madre che vuole andarsene e che invece se n'è andato il padre. Succede spesso che un partner se ne vada per l'altro, anche se sarebbe più appropriato che fosse l'altro ad andarsene.

Alla fine della rappresentazione i figli non stanno più vicini alla madre, bensì al padre, da cui adesso proviene una forza guaritrice. Max, che era rimasto così a lungo vicino alla madre e lontano dal padre, adesso deve metterglisi accanto. Allora riceve l'energia maschile che fluisce dal padre.

Questo però non basta. Lui era in conflitto con suo padre proprio perché stava dalla parte della madre. Adesso deve conquistarsi il padre. Ha bisogno della sua benedizione.

La benedizione del padre

"Benedizione", questa parola ha una valenza molto religiosa.

Sì, è vero. Per essere precisi, un essere umano non proviene dai genitori, ma arriva su questa terra tramite i genitori. La vita viene da molto lontano, e noi non sappiamo che cos'è. Il guardare in quella direzione è un atto religioso. Così non ci preoccupiamo della superficie, bensì del fondo primordiale delle cose, senza nominarlo.

Se il figlio quindi s'inchina davanti al padre e gli chiede la sua benedizione, si inserisce nel flusso di questa corrente. La benedizione non viene solo dal padre, proviene da molto lontano e tramite il padre giunge a lui. Pertanto anche questo è un atto religioso. La forza di questa benedizione non sta nelle mani del padre. Chi ha preso così la vita, è in sintonia con le sue origini. Costui si trova in accordo con il suo particolare destino, le sue possibilità e i suoi limiti, in gran parte determinati dai genitori. Questa è come una devozione al mondo, così com'è. E questo è un atto religioso. In tal senso la messa in scena delle costellazioni familiari ha in sé qualcosa della liturgia. È un rito guaritore, ma non uno di quelli imposti dall'esterno, bensì deriva direttamente dalla dinamica della costellazione. Per questo va trattata con estrema cautela, prudenza e profondo rispetto.

Nella liturgia il sacerdote è la figura decisiva. In questo tipo di messa in scena non è che il paziente faccia chissacché. Egli osserva il terapeuta che cambia la costellazione finché tutti i membri della famiglia si sentono meglio. In questo modo il paziente è molto passivo nella terapia.

Il paziente inscena il sistema e in questo senso è molto attivo. Solo in seguito lo aiuto a trovare l'ordine. Alla fine, quando giunge il momento della soluzione, e per esempio egli prega il padre: "Per favore, benedicimi", allora torna a essere attivo. Se qualcuno si comporta in modo passivo, o mi addossa l'incarico di lavorare al posto suo, interrompo subito. Con persone così non lavoro.

Ciò che lei però afferma riguardo all'aspetto sacerdotale contiene una gran verità. Come terapeuta mi sento in armonia con un ordine superiore. Solo trovandomi in quest'accordo riesco a vedere la soluzione e le do un avvio. Perciò il terapeuta che fa un tale lavoro è molto attivo. A volte può essere molto inquietante per chi lo vede. È come agire con alta autorità.

Molti dicono che è autoritario.

Sì, lo sento spesso. Ma una tale autorità si può esercitare solo con estrema umiltà, e cioè restando in armonia. Io ne faccio uso perché mi sento in armonia con la realtà che si svolge davanti a me. Soprattutto mi sento in armonia con gli esclusi.

Gli esclusi sono coloro che in una famiglia, per un motivo qualunque, sono stati lasciati indietro, messi in ombra o denigrati?

Coloro ai quali è negato l'onore, l'appartenenza, la parità di nascita.

Allora, nel caso di Max, la sorella gemella della madre, morta precocemente. Ma non era un fatto già ben noto in questa famiglia?

Sì. Ma cosa succede con una disgrazia così grande? Fa paura nel sistema, cosicché non se ne vuol sapere più niente e non la si affronta.

Alcune settimane fa Max mi ha scritto una lettera, dalla quale capii che lui, per compassione, voleva imitare anche il nonno che, del resto, deve aver sofferto molto per quella tragedia.

Gli ho risposto che deve lasciare al nonno il peso del suo destino.

Il nonno ha causato involontariamente la morte di sua figlia.

Sì; e nessuno deve consolarlo. Non è bene farlo. La dignità di un uomo simile esige che lui ne porti il peso da solo. Allora è grande. Nessuno deve interferire.

Quando parlo così, sono duro da un lato, mentre dall'altro nutro rispetto e sono in accordo con questo nonno, perché lo stimo. Se agisco così, si libera anche il nipote.

Nell'ultima parte della rappresentazione, lei ha detto: "In questa relazione il marito non ha alcuna prospettiva: questa relazione era destinata a fallire fin dall'inizio". Mi sembra un'affermazione troppo drastica.

Non si tratta di qualcosa di inventato da me. Quando un gemello muore troppo presto, soprattutto se è successo in questo modo, l'altro lo vuole seguire. Nel nostro esempio, la madre di Max non si libererà dalla sua sorella gemella, neanche se lo volesse. Dire questo può sembrare crudele. Nella rappresentazione potrei metterla alla destra del marito, e la sorella gemella a sua volta alla destra di lei. Così risulterebbe inclusa. Ma so per esperienza che in un caso simile sarebbe inutile. Il destino è così forte, da spingere la madre ad andarsene. Bisogna lasciarla ritornare nella sua famiglia d'origine. Non che lei sia in pericolo, ma è che non può sopportare la felicità vicino a un uomo se sua sorella è stata così infelice. Qui si fa sentire un amore molto profondo. Se lo rispetto, questa donna può affrontare pienamente il suo destino, e il collegamento con la sorella gemella che prima era esclusa può apportarle un grande sollievo. Ma che possa vivere felice con suo marito, andrebbe contro la mia esperienza. Non bisogna sottovalutare questi legami profondi.

In questo caso lei ha fatto un piccolo esercizio con Max.

HELLINGER (a Max): Va' dalla sorella gemella di tua mamma, e inchinati delicatamente e con rispetto. Poi fai lo stesso davanti ai nonni: fallo con riguardo e rispetto per il loro destino.
(Max s'inchina)
Rialzati e guardali tutti. Non hai ancora guardato la sorella gemella. Guarda la zia negli occhi. Respira profondamente e inchinati di nuovo con molta delicatezza. Respira profondamente con la bocca aperta e lascia che salga il dolore. Questo è un dolore che onora tua zia. Ora guardala di nuovo. (Al pubblico): Adesso si nota un'espressione diversa nei volti di lei e di lui. Max non riesce a prendere quello che lei gli offre. Per lui è più facile continuare a soffrire, che ricevere la benedizione dalla zia.

E qui lei ha interrotto la rappresentazione. Dal pubblico venne la domanda preoccupata: che cosa succede adesso, lascia semplicemente andare Max così?

HELLINGER (al pubblico): La domanda della partecipante era: come procede la cosa? Lei pensa che ci sia un seguito. Invece non c'è, perché Max ha rifiutato la soluzione.
Con ciò diventa evidente un fatto molto importante: è più facile mantenere il problema e continuare a soffrire, che accettare una soluzione. Questo ha a che fare con il fatto che la sofferenza e il mantenere il problema sono profondamente legati a una sensazione d'innocenza o di fedeltà, e cioè a un livello magico. Con ciò ci si lega alla speranza che tramite la propria sofferenza si possa salvare un'altra persona.

Se Max adesso vede che la zia non ha bisogno di essere salvata, proverà una gran delusione, perché dovrebbe prendere atto che tutto quello che ha fatto per lei è stato inutile. Non si accetta facilmente una cosa del genere. Si preferisce mantenere il problema, anche se si è intravista la soluzione. Il terapeuta in questo caso non deve interferire o fare qualcosa in più per il paziente. Io lo affido alla bontà della sua anima. Questo è tutto ciò che posso fare.

La soluzione

Normalmente questo è un punto in cui si prosegue con il lavoro terapeutico. Lei semplicemente smette?

Tempo fa, Max fa mi ha scritto una lettera, che mi dimostrava che la sua anima nel frattempo non era rimasta inerte. In seguito alla rappresentazione egli aveva compreso che si era identificato col nonno, e che per questo non aveva potuto accettare la benedizione della zia. Il nonno, dopo quel ch'è successo, non può accogliere l'amore della figlia.

Il nonno che ha causato la morte della bambina.

Sì. Lui considera la sua colpa talmente grande, che non può accettare il sollievo di vedere la figlia che lui ha investito sorridergli amichevolmente. Max in quel momento era identificato con il nonno. Ma grazie al lavoro positivo della sua anima ho potuto aiutarlo. Si è reso conto della situazione del nonno. Allora gli ho suggerito di lasciare il dolore al nonno: così sarebbe stato libero.

Quando lei dice "ho potuto aiutarlo", che cosa intende concretamente? È migliorata la sua malattia forse?

Ho potuto aiutarlo a liberarsi dall'identificazione con il nonno. Il nonno, in seguito alla tragedia da lui provocata, ha certamente l'esigenza di espiare. La malattia è talvolta un bisogno di espiazione. Potrebbe facilmente essere che, con la sua malattia, Max cerchi di espiare la colpa del nonno. Se Max si libera da quest'identificazione, forse migliorerà anche la malattia. Ma questo non lo so. Non mi occupo principalmente di questo, bensì delle forze che agiscono nella famiglia e nell'anima, guarendola. Se queste forze benefiche si mettono in moto, può anche accadere che una malattia migliori. Ma io non miro a questo. Io miro più al benessere dell'anima e della famiglia. Se, grazie a loro, anche la malattia migliora, mi va bene. Ma preferisco lasciare questo campo ai medici, poiché rientra nelle loro competenze. Io non m'intrometto in cose che vanno oltre le mie competenze.

Cosa fa ammalare nelle famiglie

Lei lavora con i malati che sono già in cura medica. Ciò significa che i medici vengono da lei con i loro assistiti per poi lavorare insieme. Lei dice che il cancro ha a che fare con una mancata riverenza, o che i problemi all'addome hanno a che fare con un rapporto poco chiaro con la madre. Ma lei non dice: io curo queste malattie tramite le rappresentazioni familiari.

Quello che ho scoperto nel mio lavoro con i malati, è che la stessa dinamica di fondo porta a diverse malattie. Io lavoro solo con le dinamiche di fondo.

Nelle famiglie può accadere che un bambino senta l'esigenza di seguire un fratello, una madre, un padre morti. Allora dentro di sé dice : "Ti seguo". Quando una persona si trova in questa situazione, può darsi che si suicidi, oppure che si ammali di cancro o di un'altra malattia. Dunque la stessa dinamica di fondo può manifestarsi in vari modi. Sarebbe quindi senza senso cercare di curare il cancro senza prendere in considerazione queste dinamiche.

In fondo, ci sono tendenzialmente queste tre dinamiche:

"Ti seguo nella morte o nella malattia o nel destino";

"Preferisco morire io al posto tuo" o "Preferisco andare io in vece tua";

"Voglio espiare la tua (o la mia) colpa".

Nella costellazione che abbiamo portato a esempio, probabilmente la situazione era tale che il marito dentro di sé diceva: "Preferisco andarmene io dalla famiglia al posto tuo, mia cara moglie".

Perché lo fa?

È una cosa inconscia, completamente inconscia. Anche i figli fanno così. Per esempio, se vedono che uno dei genitori vuole seguire qualcuno, un figlio può dire: "Preferisco ammalarmi io e morire al posto tuo". Nel caso di Max, la madre vuole seguire la sorella gemella. Il figlio allora dice: "Preferisco che sia io ad ammalarmi e a morire in vece tua". Questa è una possibile dinamica del caso.

Ci permetta di prendere in considerazione un altro esempio e con esso il rapporto tra genitori e figli.

Si tratta di una donna, che chiameremo Laura, che da dodici anni aveva la sclerosi multipla. Laura raccontò che suo padre, che era un nazista, durante la guerra fu responsabile della morte di due disertori. Di nuovo vennero scelte fra il pubblico delle persone sconosciute che assunsero il ruolo dei membri della famiglia. In questo caso lei mandò fuori dalla porta il rappresentante del padre. Perché?

Questa è una delle grandi eccezioni nella terapia familiare. Gli assassini perdono di regola il loro diritto di appartenenza al sistema. Chi è responsabile in modo talmente colpevole della morte di qualcuno, si è giocato il diritto di appartenenza. Egli deve lasciare il sistema. L'atto di uscire dalla porta vuol dire che costui da un lato si è giocato l'appartenenza, ma può anche significare che debba morire, oppure che voglia morire o suicidarsi. Se adesso un membro del sistema che ha perso l'appartenenza non se ne va, allora se ne va un figlio in vece sua. È quindi inutile aver compassione del colpevole, perché così vengono duramente colpiti dei veri innocenti.

Dopo la rappresentazione, lei disse a Laura che la dinamica nel suo caso era: "Preferisco sparire io in vece tua". Al posto del padre voleva andarsene la figlia. Questa era una causa della sua malattia. Ciò diede adito a un piccolo dialogo.

HELLINGER: Questa spiegazione ha un senso per te?
LAURA: Sì, questo ha un senso per me, in quanto riconosco che mi sono sentita responsabile per mio padre e che posso smettere di farlo. Fino a due-tre anni fa i suoi crimini di guerra erano passati sotto silenzio. Poi ne ho parlato con i miei fratelli.
HELLINGER: Non avresti dovuto farlo. No. Non avresti neanche dovuto indagare.
LAURA: Non ho indagato, ho solo chiesto: "Raccontami cosa è successo in guerra".
HELLINGER: Una figlia non può fare questo. I figli non

devono impicciarsi dei segreti dei genitori. Può darsi che una parte della tua sofferenza sia un'espiazione per quest'intromissione.

DOMANDA DAL PUBBLICO: I nostri genitori non avrebbero dovuto raccontarci niente sui fatti del periodo nazista?

HELLINGER: No, non avrebbero dovuto, se vi erano coinvolti. Cosa fanno altrimenti i figli? Dicono: "Ma cosa avete combinato!". Di conseguenza i figli diventano malvagi come i genitori.

DOMANDA DAL PUBBLICO: Io posso venire a conoscenza di quello che hanno fatto i genitori e posso anche capire perché si sono comportati così. E posso perdonare.

HELLINGER: I figli non sono tenuti né a comprendere, né a perdonare. Che presunzione!

La presunzione e le sue conseguenze

Quest'affermazione sollevò nel pubblico un'ondata di rabbia e indignazione. Non è così che i figli hanno intuitivamente un senso per la giustizia? Perché non possono chiedere? D'altra parte si accorgono se i genitori hanno qualcosa sulla coscienza.

Sì, se ne accorgono, ma non devono intromettersi.

I figli non sono come gli adulti. Loro semplicemente chiedono, e lo fanno in modo del tutto innocente. Devono per questo pagare con una malattia?

Naturalmente dipende da cosa si tratta. Le domande riguardo alle colpe dei genitori oppure ai loro rapporti intimi sorgono da una presunzione smisurata. Soprattutto se si tratta di colpa, i figli citano i genitori davanti al proprio tribunale e li sfidano: "Datemi una giustificazione!". Non esiste una maggior presunzione.

Un figlio che ha fatto questo, poi si punisce gravemente. Questo succede anche quando i genitori raccontano spontaneamente al figlio qualcosa della loro relazione intima. Se per esempio una donna dice: "Tuo padre è impotente" o cose simili, oppure il padre parla sprezzante della madre e il figlio lo sente, questi in seguito si autopunisce, semplicemente perché lo sa. E maggiormente se in seguito cerca di indagare oltre.

Per il figlio poi c'è un'unica soluzione: io lo chiamo un "dimenticare spirituale". I figli devono tirarsene fuori completamente.

Il figlio ha i suoi genitori, che sono quello che sono. I genitori non possono essere diversi. E non hanno bisogno di essere diversi. Infatti un uomo e una donna diventano genitori non perché sono buoni o cattivi, ma perché si uniscono come uomo e come donna. Solo così diventano genitori.

Perciò i figli devono prendere la vita dai genitori così come loro gliela danno. I genitori non possono aggiungervi né toglervi nulla. Anche i figli non devono aggiungervi o toglervi nulla. Devono accettare la vita come questi genitori gliela danno.

Non si dovrebbe forse, al contrario, dire ai genitori: "Non dovete raccontare niente dei vostri affari privati ai figli, dovete mantenere separata la sfera dei figli da quella dei genitori"?

Esatto. Il bambino non ha una colpa soggettiva se è preso in confidenza. Ma l'effetto è esattamente lo stesso. Solo per questo fatto il bambino entra in una posizione che non gli compete. Ma le do completamente ragione: bisogna dirlo ai genitori. Una volta il mondo dei genitori e quello dei figli erano separati più nettamente di oggi. Il cameratismo che oggi spesso si può notare tra genitori e figli nuoce ai figli.

Ritorniamo a un esempio tratto dal seminario. Una donna, che chiameremo Milena, racconta.

MILENA: A venticinque anni ebbi un'operazione al gozzo, cinque anni fa un'operazione all'addome, inoltre ho una bronchite cronica.
HELLINGER: Sei sposata?
MILENA: No.
HELLINGER: Quanti anni hai?
MILENA: Trentacinque.
HELLINGER: È accaduto qualcosa di particolare nella tua famiglia d'origine?
MILENA: Mio padre ha abusato di me. Mia madre, quando gliel'ho raccontato, invece di stare dalla mia parte, mi ha detto: "Non raccontarlo a nessuno, altrimenti papà va in prigione". Ero come impietrita.
HELLINGER: OK. Tu hai padre, madre e quanti fratelli?
MILENA: Due fratelli. C'è stato anche un bambino, il primo figlio di mia madre, che è morto tre giorni dopo la nascita.
HELLINGER: Di cosa?
MILENA: È diventato blu ed è morto.
HELLINGER: Metti prima in scena la tua famiglia: padre, madre, figli.
(La donna si siede e Bert Hellinger chiede agli attori del pubblico che rappresentano i membri della famiglia:)
HELLINGER: Come sta il padre?
PADRE: Non sento che ci sia una moglie vicino a me, mi sento solo in rapporto con la figlia.
HELLINGER: Come sta la madre?
MADRE: Da questo lato mi sento troppo vicina, e in qualche modo la bambina mi crea problemi. È così lontana. Ciò mi dà fastidio. Vorrei essere più vicina a questa figlia.
HELLINGER: E come sta la figlia?

FIGLIA: Ho le mani bollenti. Sento aggressione, paura e rabbia.
HELLINGER (a Milena): Adesso aggiungiamo il bambino morto. Scegli il rappresentante e mettilo in scena. (Alla figlia): cos'è cambiato per te?
FIGLIA: Mi sento molto meglio, più protetta. Non sono più sola.
PADRE: Sì, mi sento in relazione con lui.
MADRE: Vorrei semplicemente andare da questa bambina.
HELLINGER: Dalla figlia?
MADRE: Sì.
FRATELLO: Io vorrei fare in modo che la famiglia fosse più unita.
HELLINGER (al bambino morto): Come stai tu?
BAMBINO MORTO: Mi sento morto.
HELLINGER: Sì. Esatto. (A Milena): Cos'è successo nella famiglia di tua madre?
MILENA: Una sorella a otto anni è andata all'estero ed è rimasta là.
HELLINGER: Come può andarsene una bambina di otto anni?
MILENA: È stato una specie di scambio scolastico.
HELLINGER: A otto anni? Strano.
MILENA: Sì, è andata all'estero. Si trattava di una specie di scambio scolastico fra l'Ungheria e la Svizzera. La coppia svizzera pregò i miei nonni di cedere la bambina, dato che loro avevano già abbastanza figli. Allora i nonni hanno...
HELLINGER: Mi basta. Da chi vuole andare la madre? Dalla sorella.

Di nuovo la madre che vuole andar via dalla famiglia?

La madre vuole andarsene, perché sua sorella è stata ceduta. Vuole andare da lei. Tra fratelli e sorelle c'è un amore e un legame molto profondo. Se uno di loro sta male, allora gli altri lo imitano. Se per esempio uno dei figli è handicappato, gli altri si comportano come se neanche a loro fosse permesso di godere appieno della vita. Ecco cosa provoca tanto amore e tanta fedeltà.

Perché lei ha voluto sapere cos'è successo nella famiglia della madre, e non si è interessato di quella del padre? In fondo era il padre quello che ha abusato della figlia.

Osservando la rappresentazione si poteva notare che il problema proveniva in realtà dalla parte materna. In caso d'abuso di solito ci sono due colpevoli: uno in primo piano, e cioè il padre, e uno in secondo piano, la madre. Per questo in caso d'abuso si può giungere alla soluzione solo prendendo in considerazione entrambi i colpevoli. È vero che questa interpretazione può sembrare un po' audace. Nell'esempio di Milena prenderei comunque lo spunto dal fatto che la madre vuole andarsene dal marito, perché vuole seguire la sorella. Si sente però colpevole nei confronti del marito e in compenso offre la figlia.

Aggressore e vittima

Questa è un'affermazione molto provocatoria. Molti terapeuti che lavorano con ragazzine vittime di abusi potrebbero indignarsi se sentono che la vera causa dell'abuso è la madre.

Naturalmente non cerco di scusare il padre, perché sarebbe sostanzialmente errato vederla così. È invece necessario mantenere una visione d'insieme. Per esempio, se la bambina volesse prendersela con chi è colpevole, non sarebbe sufficiente che se la prendesse solo con il padre, dovrebbe prendersela anche con la madre. Infatti, per quel che ho potuto notare fino a ora, i genitori, in caso di abuso, sono spesso segretamente solidali e in combutta fra loro.

Mi sembra che lei faccia una serie di asserzioni che potrebbero suonare piuttosto strane agli orecchi di un analitico. Come fa a sapere queste cose?

È ciò che ho visto lavorando con i miei assistiti e guardando le rappresentazioni familiari. Innanzitutto ho notato che ogni attacco nei confronti dell'aggressore reca con sé degli effetti molto deleteri.

Un attacco dunque a coloro che si sono resi colpevoli.

Sì. Poiché la figlia, rimanendo intimamente fedele all'aggressore, punisce se stessa se questi viene punito. Se non lo fa lei, lo farà più avanti una sua figlia/o. Il più delle volte poi, ciò si ripete per generazioni. Una volta ho fatto una strana esperienza in proposito.

Nel corso di un seminario per psichiatri, una di loro disse di avere in cura una paziente che era stata violentata dal padre. La psichiatra era molto indignata. Le chiesi di mettere in scena la famiglia della paziente, e così fece. A questo punto le dissi di mettersi, in qualità di terapeuta, accanto alla persona che secondo lei aveva più bisogno di sostegno. Allora si mise vicino alla paziente. Tutti nel sistema ce l'avevano con lei e nessuno le dava fiducia.

Con quella rappresentazione scoprii che il terapeuta deve allearsi con il male. Solo così può aiutare gli altri a sanare la situazione. Se si indigna e si allea con la vittima, la situazione peggiora per tutti. E chi sta peggio di tutti è la vittima stessa.

Questo lo so per esperienza, e non perché penso che debba essere così. Sono giunto a queste conclusioni lavorando con le rappresentazioni familiari. Ma se qualcuno dovesse intravedere qualcos'altro, o fare esperienze diverse che possano essere utili, mi tirerei subito indietro. Non voglio prescrivere a nessuno come procedere.

Allora non si tratta di una costruzione teorica rigida.

In nessun caso: né in questo contesto, né altrove. Io procedo in modo fenomenologico. Ciò significa che osservo cosa effettivamente aiuta le persone. Lo metto pure alla prova. Quindi, se ho trovato una via, formulo un'ipotesi. Ma questa cambia da caso a caso.

E da cosa vede se le persone sono state effettivamente aiutate?

Dall'espressione del volto. Non appena si profila una soluzione, i volti si illuminano e tutti si sentono rilassati. Ciò sembra contraddire un vecchio detto popolare tedesco, secondo il quale "Far contenti tutti è un'arte che nessuno possiede". Nelle terapie familiari abbiamo una soluzione quando ogni membro della famiglia trova il posto che gli compete, e gli viene anche riconosciuto. Quando ognuno sta al suo giusto posto, si assume le proprie responsabilità e si occupa del suo, senza interferire negli affari altrui, tutti sentono la propria dignità e stanno bene. Questa è dunque la soluzione.

[*Fine della trascrizione dell'intervista radiofonica*]

Capitolo 2

Mi subordino alla realtà che ho riconosciuto

La psicoterapia fenomenologica

Guardare senza intenzione

Dicendo che la sua psicoterapia è fenomenologica, lei in quale tradizione si colloca?

La fenomenologia è un metodo filosofico. Per me fenomenologia significa che mi lascio influenzare da un contesto più grande, senza comprenderlo fino in fondo; senza l'intenzione di dare aiuto e di dimostrare qualcosa; e anche senza il timore di ciò che può emergere. Non ho neanche paura se emerge qualcosa di tremendo. Mi espongo a tutto, così com'è.

In una rappresentazione familiare prendo in considerazione tutti, anche gli assenti. Li tengo tutti presenti davanti a me. Allora, mentre lascio che questa scena agisca su di me, arriva come un fulmine la rivelazione di qualcosa che sta dietro ai fenomeni.

Per esempio una volta, durante una rappresentazione, improvvisamente vidi: in questa famiglia è stato ucciso un bambino. Questo fatto non era visibile, poiché stava nascosto dietro ai fenomeni. Ma grazie a questo guardare aperto e senza intenzione, di colpo prende forma qualcosa che è essenziale per comprendere il comportamento dei componenti della famiglia. Accade così che ciò che fino a quel momento era nascosto, improvvisamente traspaia e venga alla luce, diventando evidente.

Questo è il modo di procedere fenomenologico.

È un metodo che non è legato ad alcuna scuola, e su di esso non se ne può neanche fondare una, poiché non è possibile avvalersi dell'esperienza altrui. Si impara soltanto a regolarsi secondo i fenomeni e, dopo essersi liberati da mete prefissate, giudizi e paure, a lasciare che questi fenomeni agiscano su di noi. Così chiunque giunge all'esperienza di un'illuminazione improvvisa.

Questo modo di guardare richiede però una visione d'insieme ben definita, senza la quale non è possibile?

Sì, c'è un limite. Io guardo per esempio alla famiglia nel suo complesso, oppure osservo tutti i fenomeni connessi alla colpa o alla coscienza. L'attenzione è rivolta a questi fenomeni specifici. Non è possibile tenere sott'occhio tutto. Un limite ci vuole.

L'amore

Come l'ha scoperto? Tramite la conoscenza?

Di regola le spiegazioni sono supplementari, prima viene l'esperienza. Le faccio un esempio di cosa può significare fenomenologia.

Una volta, durante i miei seminari, facevo compiere degli esercizi a gruppi di sei persone. Cinque partecipanti si sedevano in semicerchio, e uno si sedeva di fronte a loro. I cinque avevano il compito di prendere atto del sesto con attenzione e di guardarlo con amore così com'era. Poi dovevano aspettare, finché non avevano una rivelazione improvvisa, che li metteva in grado di cogliere un suo tratto essenziale. Quindi glielo comunicavano. Di conseguenza, la persona osservata si trasformava davanti ai loro occhi. Ciò significa che una tale percezione non è solo ricettiva. Essa crea un campo energetico che produce un effetto verso l'esterno. I partecipanti ne erano completamente stupefatti.

Con questo esercizio si possono cogliere alcune delle leggi fenomenologiche. Una è che amo le persone che voglio veramente osservare. Le accetto con il destino, la famiglia e i problemi che hanno. Un'altra è che ci vuole un certo distacco. Chi si precipita – molti aiutanti lo fanno – non è più in grado di percepire. L'intensa intimità che scaturisce da questo tipo di percezione è possibile solo mantenendo una certa distanza. Non si può mai instaurare tra persone troppo vicine, con le quali si è troppo coinvolti. Si può fare esperienza di questo tipo di intimità solo quando si è senza intenzione personale, in uno spazio in cui conta solo ciò che è e ciò che si manifesta. Niente di più.

L'insieme

"Senza intenzioni personali" significa senza le proiezioni, i sentimenti che insorgono nell'osservatore?

Innanzitutto senza intenzione di aiutare. Questa è la prima purificazione.

In secondo luogo, senza paura di ciò che potrebbe manifestarsi ed essere una minaccia per me. Spesso il fatto di vedere e di comunicare qualcosa di insolito, per me può diventare una minaccia. Alcuni mi accusano infatti di essere troppo esplicito.

A me sembrerebbe ovvio che se le persone guardano in questo modo, e cioè con amore e senza intenzio-

ne personale, non potrebbero venire alla luce altro che cose buone.

Non necessariamente. Un esempio. Poco tempo fa, durante un seminario, ebbi la visione che un giovane partecipante non sarebbe vissuto a lungo. Egli guardava in una direzione, e di colpo compresi: è alla morte che sta guardando. L'ho invitato a guardare in quella direzione e gli feci dire: "Dammi ancora un po' di tempo". In questo modo il giovane è entrato in contatto con delle forze molto profonde.

Ascoltando questo racconto qualcuno potrebbe dire: quel Hellinger lo spinge verso la morte. Naturalmente è tremendo solo sentire o leggere queste cose, senza fare esperienza di ciò che accade. Ma è un esempio di cosa può emergere e che poi devo prendere in considerazione, senza averne paura.

Lei dice, alle persone che fanno l'esercizio, di guardare con amore: ma non tutti ce l'hanno! L'uno ha delle aggressioni, l'altro proiezioni, e così via.

Quando ho a che fare con una persona che non conosco, è più facile che riesca a guardarla con amore. Amore non significa che voglio qualcosa da lei, ma solo che l'approvo così com'è. Senza giudicarla.

Un esempio: chi vede gli alberi di questo prato, trova bello ogni albero, in qualunque modo sia cresciuto. Non è possibile altrimenti. Così è anche con le persone. Amore è proprio questo: riconoscere che ogni cosa, così com'è, è bella e buona.

L'effetto

Nel momento in cui osserviamo con amore, siamo collegati con forze che vanno al di là della percezione ordinaria: sono forze che provocano qualcosa di buono. Per esempio forze che favoriscono la crescita. Se da questo tipo di percezione si manifesta una soluzione per il paziente, l'effetto è immediato. Si può subito notare come i volti si illuminano.

Qualche volta non sono ben certo di avere avuto la percezione giusta. Allora verifico. Se non appare un cambiamento nel volto, allora tutto ciò che ho detto, per quanto possa essere stato intelligente, è stato inutile. Ma quando vedo il volto illuminarsi, so che ho fatto centro e che qualcosa si è messo in moto. Ero in sintonia con forze che sono benefiche per quella persona. Ella è ora collegata con queste forze e io non devo più fare nulla.

Gli opposti

Come fa a succedere questo? Sembra magia.

Vorrei leggerle un piccolo brano tratto da un libro di Jakob Steiner. Egli scrive:

> Noi concepiamo l'uno sempre partendo dall'altro. Nella nostra coscienza non siamo altro che dialettici. Ma nella dialettica – anche in quella di Hegel – ogni antitesi distrugge almeno in parte la tesi, perché svela la sua inadeguatezza. Nel pensiero strutturato dialetticamente c'è poi il pericolo che ogni cosa venga messa in dubbio fin dall'inizio, perché si pensa, in modo puramente schematico, che un'altra cosa metterà a nudo la sua relatività. Già il solo fatto di pensare alla possibilità che possa sussistere qualcos'altro, significa limitare la validità dell'uno. Se concepisco l'amore quale opposto dell'odio e lo includo nel mondo con gli stessi diritti, allora l'amore viene reso relativo dall'odio... Per vedere

chiaramente l'uno, dipendiamo sempre dal fatto di poterlo distinguere dall'altro.

Nella fenomenologia è diverso. Non si tratta di pensiero dialettico. Io percepisco gli opposti come "uno" – bene e male, oppure movimenti politici opposti. Arrivo quindi a un'affermazione, che non ammette alcuna contraddizione. Quando asserisco una cosa del genere, alcuni dicono: potrebbe anche essere diverso. Questa è l'antitesi, ed essa distrugge la tesi. Ma la vera antitesi sarebbe una nuova rivelazione. Se, per esempio, ho scoperto qualcosa riguardo agli ordini, e un altro trova ancora altri ordini, di cui mi riferisce, allora lui aggiunge qualcosa alla mia conoscenza. La sua rivelazione non è un'antitesi, non revoca con questo la mia tesi, ma i due punti di vista si uniscono in una sintesi, senza che ci debba essere antitesi. L'aspetto distruttivo dell'antitesi, così com'è spesso applicata, nasce dal fatto che l'antitesi è solo pensata, senza basarsi su di una nuova percezione.

Qual è l'impulso originario dell'antitesi?

L'antitesi mi offre l'illusione che io ho il potere di pensare quello che voglio. Ogni volta che una persona mi dice qualcosa, posso opporle un'antitesi, senza essere legato a una realtà vera e propria. Ciò mi dà una sensazione di libertà. E io con la mia tesi posso mettere in dubbio o distruggere qualcos'altro, tralasciando, da parte mia, di fare qualcosa di costruttivo.

Ma se procedo in modo fenomenologico e mi metto a contatto diretto con una realtà, così come si manifesta, allora rinuncio alla libertà di pensare o di volere qualcosa di diverso. Mi subordino così alla realtà che ho riconosciuto. Ma il fatto stesso di subordinarmi mi rende libero di agire. Chi avanza arbitrariamente un'antitesi, ha da un lato la libertà di immaginarsi qualcosa di diverso da ciò che è, ma, in seguito, cosa se ne farà?

La libertà

Sto cominciando a inquietarmi. Il suo concetto di libertà è fondamentalmente diverso da quello illuministico. Lei affermerebbe che l'essere umano non è libero, bensì...

La nostra libertà è limitata. Posso scegliere varie vie, ma è già predisposto dove porteranno. Posso per esempio violare un ordine fondamentale, ma non ho più alcun potere sulle conseguenze. Queste sono predeterminate. A questo punto libertà significa riconoscere che non posso evitare le conseguenze del mio comportamento. Non appena realizzo questo, sono in grado di agire.

D'altro canto potrei anche pensare molte cose. Ma se passo in rassegna tutte le possibilità pensabili, quanta energia mi rimane ancora per agire? Se invece procedo fenomenologicamente e improvvisamente vedo di cosa essenzialmente si tratta, ho la forza e lo spazio per agire. All'interno di questo margine d'azione mi sento libero.

A proposito di ciò, esiste l'idea ampiamente condivisa che se abbiamo sofferto abbastanza a lungo per qualcosa di sbagliato, ciò non può più essere sbagliato. Allora lo giustifichiamo, invece di ammettere che è proprio ora di separarcene.

C'è chi la critica, dicendo: "Hellinger è pur sempre un cattolico, lui applica la Bibbia alla terapia". Una volta lei era membro di un ordine missionario cattolico. Che effetto le ha fatto uscire dall'ordine?

Sono andato oltre. È stato un andarsene senza rottura. Non avevo da rinfacciare niente a nessuno. Ma per me è passato. E così è anche per la fede. Nel mio sviluppo sono andato oltre, ormai appartiene al mio passato. Per molti versi mi è rimasto qualcosa di positivo, ma non mi attira più.

Ho un rapporto amichevole col parroco del luogo. Posso apprezzare quello che fa. Immagino che sarebbe una gran perdita se improvvisamente venissero a mancare tutte le parrocchie. Posso constatare che svolgono un'opera positiva, ma non è qualcosa a cui mi dedico. La sostengo rispettandola.

È cambiato qualcosa nel suo sistema di valori da quando si è congedato dall'ordine e si è dedicato alla psicoterapia?

Sì. Nella psicoterapia ho visto molte cose che mi hanno profondamente toccato, per esempio nella terapia del Primal. Ogni tanto capitava che quando qualcuno raccontava dei particolari dolorosi della sua vita, il terapeuta piangesse. Trovai sbalorditivo il fatto che ci fosse qualcuno in grado di provare pura compassione senza pretese. Egli era semplicemente commosso.

In Sudafrica ho studiato in una università statale, e mi sono sempre meravigliato di come si potesse essere persone buone senza essere legati ad alcuna fede. Prima mi immaginavo che solo chi ha una fede potesse essere buono, in quanto essa ci induce a essere moralmente corretti. Ma questo non è vero. Al contrario. Spesso ho incontrato persone senza fede né confessione religiosa che erano molto più compassionevoli. Ciò mi ha insegnato come si rispetti e si onori veramente un essere umano. Non perché da qualche parte sta scritto che si devono amare e rispettare gli altri.

Capitolo 3

A modo suo, ognuno è solamente irretito

Il ruolo della coscienza

La sua provenienza cattolica non ha lasciato un'impronta nel suo modo di porre le domande?

No. Per me è stato decisivo ciò che ho scoperto riguardo alla coscienza tramite il modo di procedere fenomenologico.

Per molti anni mi sono chiesto: che cos'è in realtà la coscienza? Che cosa vuol dire essere coscienziosi? E cosa succede con persone coscienziose: provocano del bene o del male?

Ho visto che effetti ha la coscienza: blocca l'amore verso gli estranei. Per me è stata una rivelazione importante: solo quando vado al di là della coscienza, posso sentire amore profondo, considerazione e rispetto anche nei confronti degli estranei, e lasciarlo fluire nel mio lavoro. È una conoscenza ottenuta osservando le situazioni, non derivata da insegnamenti e tradizioni di alcun genere.

Colpa e innocenza

Come si è avvicinato a questa scoperta?

Ho visto che colpa e innocenza, secondo le circostanze, sono vissute in modo affatto diverso, e ciò dipende sempre da un tipo di coscienza ben preciso, che non è qualcosa di uniforme, bensì di stratificato. La sua sfera di influenza include determinati contesti e determinate persone, dove svolge una funzione umana importante. Ma non ha una funzione superiore, o come dire "divina". Non ci dice dunque cosa sia bene o male in contesti più ampi.

Che utilità ha questa scoperta per il suo lavoro terapeutico?

La prima cosa che ho notato è stata questa: esiste un profondo legame tra il bambino e la sua famiglia d'origine. La cosa più tremenda per un bambino è di esserne escluso. Il bambino vive nella coscienza: "Io appartengo a questa famiglia, a essa voglio appartenere e ne condivido il destino, qualunque esso sia".

Perciò il bambino fa di tutto pur di appartenervi, senza alcun egoismo. Quest'amore non è una strategia di sopravvivenza. Il bambino arriva anche a morire volentieri, se ciò può aiutare un altro. Questo legame è dunque libero da egoismo. Viene regolato da un organo di percezione particolare. Il bambino sa istintivamente che cosa deve fare e cosa tralasciare perché gli sia permesso di appartenere. Perfino un cane lo sa. Questo tipo di sapere istintivo non è esclusivamente umano.

Ovunque esistano dei legami, automaticamente si percepisce d'istinto: "Cosa è necessario qui per avere il permesso di appartenere, e cosa devo fare o lasciare per non perdere la mia appartenenza". L'organo di percezione in questo caso è la coscienza. Perciò chi appartiene a più gruppi ha anche diverse coscienze. Si può anche dire che la stessa coscienza reagisce in modo diverso in gruppi diversi. Il che inizia già con il padre e con la madre. Io so esattamente che cosa devo fare per piacere a mio padre, e cosa invece per piacere a mia madre. Con ognuno dei due valgono criteri diversi. Ma si tratta sempre della stessa cosa: "Posso appartenere o no". Questa coscienza la chiamo: "coscienza del legame".

Il bambino si comporta coscienziosamente con ogni gruppo con cui ha a che fare: sia che vada a scuola, sia che si unisca a un gruppo di coetanei o a un movimento o a radicali di destra o di sinistra. Questi gruppi perseguono scopi e di conseguenza contenuti diversi. I contenuti però non ci offrono informazioni sulla coscienza. Riguardo a essa, la sola questione importante è: cosa devo fare per appartenere e cosa devo evitare per non perdere l'appartenenza. Avere sensi di colpa in questo contesto significa solo: "Temo o devo temere di non appartenere più". Niente di più.

Avere la coscienza a posto, e quindi sentirsi innocenti, significa: "Sono sicuro di poter appartenere". A un livello umano molto profondo, l'aspirazione a far parte di un contesto, e quindi a questo tipo di innocenza, costituisce il motore principale del nostro agire. Non c'è niente di soprannaturale o di divino in ciò. Il gruppo decide che cosa per me è bene e coscienzioso e cosa invece è male.

I membri di ogni gruppo sono tutti coscienziosi alla stessa maniera, con gli stessi sentimenti, le stesse paure di infrangere le norme, pur appartenendo a svariati gruppi, religioni o partiti diversi.

Questa scoperta mi ha fatto uscire dai vecchi binari e in seguito ho potuto prendere in esame la coscienza con più disinvoltura.

Ciò che lei descrive, in un certo senso, significa rinunciare al dogma e rivolgersi verso la persona.

Non si tratta di una rinuncia. Posso riconoscere i valori provenienti dalle mie origini. Ma non sono assoluti. Qualche volta li osservo per un senso di fedeltà alla mia famiglia.

Ho letto che Martin Heidegger, quando entrava in una chiesa, faceva il segno della croce con l'acqua benedetta e si genufletteva, anche se aveva ormai abbandonato il suo credo. Era un atto di riconoscimento verso le sue radici. Trovo ammirevole che qualcuno riconosca le proprie radici, senza sentirsi in obbligo di giustificarsi.

In ogni gruppo ci sono grandi valori umani, anche se variano fra di loro. Naturalmente non è stato facile per me andare oltre le mie origini cattoliche e vedere le cose in questo modo.

Che cosa è cambiato?

Non sono più coscienzioso in questo senso.

Il bene

Come si rapporta questa sua disinvoltura con la coscienza?

Il bene non si basa sulla coscienza, ma si trova al di là. Il riconoscimento del bene non può avvenire con l'aiuto della coscienza. Vi si accede più facilmente tramite il percepire, il guardare, l'apprezzare. Solo quando smetto di filtrare le cose con il giudizio ristretto della coscienza, posso vedere che ognuno a modo suo è legato, ognuno a modo suo è buono e allo stesso tempo anche irretito.

Qualche volta è terribile ciò che uno fa per via dell'irretimento, eppure egli non è altro che irretito. Allora vengono a cadere molti giudizi. Non per amore, ma per comprensione. E questo è molto diverso. A questo punto, non mi avvicino a qualcuno per amarlo, ma posso lasciarlo dov'è e posso rispettarlo e apprezzarlo senza intromettermi. Allo stesso tempo, prendendo in considerazione la coscienza umana, vedo che il singolo è sempre limitato. Allora posso trattare sia l'una che l'altro in modo più rilassato e posso anche non considerare entrambi. Con questa premessa non mi sognerei mai di formare un gruppo che sostenga un'unica opinione.

Coscienza e super-io

Ciò che lei dice significherebbe che non esiste soltanto un super-io, ma che ve ne sono molti.
Esattamente, a seconda di dove mi trovo.

Coscienza e super-io sono la stessa cosa?
No. Il super-io viene udito. È come se fosse una persona interiorizzata. La coscienza va oltre ciò. Agisce anche senza che qualcuno abbia detto niente.

Ci sono fisioterapisti i quali affermano che spesso i bambini assumono il portamento dei genitori: hanno difficoltà di respiro simili, oppure camminano piegati in avanti, bloccando il diaframma. Questo potrebbe essere lo stesso fenomeno che lei descrive come coscienza, ma a livello fisico.
Esatto. Queste sono le modalità per poter appartenere. Ci si comporta alla stessa maniera, si respira alla stessa maniera. Figli di genitori ciechi si comportano qualche volta da ciechi, anche se vedono bene. Qui si può notare quanto sia profondo il legame.

Il super-io agisce in modo più consapevole della coscienza?

La coscienza ha un ambito di influenza più ampio del super-io. Se qualcuno si trova sotto il controllo del super-io, sentirà: "Questo non lo devi fare". Dalla coscienza invece non sentirà nulla, ma, a un livello elementare, saprà se una cosa va bene o meno.

Questa è la coscienza del legame. Che cos'è il senso di colpa?

Il senso di colpa, secondo la coscienza del legame, non è altro che la paura di perdere l'appartenenza. Il suo contrario, cioè il senso di innocenza, viene sentito come un diritto di appartenenza al gruppo. Lo si chiama anche "onore". Chi viene onorato in una società, avrà allo stesso tempo un forte diritto di appartenenza.

Coscienza ed equilibrio

Un secondo senso di colpa riguarda l'equilibrio tra dare e avere, o tra guadagno e perdita. A un livello molto profondo dell'anima esiste l'esigenza di essere in equilibrio. Chi riceve qualcosa ha l'esigenza di compensarlo, donando anche lui qualcosa. Questa esigenza ha un'importante funzione sociale: rende possibile lo scambio e la coesione. Un gruppo è tenuto insieme grazie al fatto che ognuno dà e ognuno prende. E ciò in modo equilibrato.

Faccio un esempio molto semplice: un uomo ama una donna e viene ricambiato. L'uomo proviene da una certa famiglia, in cui ci si permette di prendere più o meno, e lo stesso vale per la donna. Ciò si sente istintivamente. Trovandomi a contatto con una persona, so esattamente quanto è in grado di prendere, e quanto essa può e vuole restituirmi. Mi regolo in base a questa sensazione per sapere quanto e cosa io posso darle. Dunque posso dare soltanto quanto essa può e vuole restituirmi. Qualora uno donasse più di quanto l'altro sopporti, il rapporto tra i due vacillerebbe. Per questo in una relazione il mio dare è sempre limitato.

Un altro esempio. Una persona sposa un handicappato. Di conseguenza viene a trovarsi automaticamente nella posizione di chi dà di più. Ma l'altro si arrabbia con lei se non può restituirle qualcosa dello stesso valore. In questo caso esiste però la possibilità di uno scambio a un livello superiore. Se l'handicappato valorizza ciò che l'altra persona gli dà e dice: "Sì, lo so che tu mi dai più di quanto io ti possa rendere, e lo prendo come un regalo speciale", allora tutto va bene. Se il dislivello in una relazione non può essere compensato, a lungo andare il legame non potrà sussistere.

Se ho ricevuto qualcosa da qualcun altro, mi sentirò in debito[1] nei suoi confronti. Questo squilibrio non viene vissuto come una colpa, come nel caso della coscienza del legame; ma viene sentito come un "debito", e quindi come un obbligo, mentre l'innocenza come libertà da obblighi.

In quale ambito vale quest'osservazione?

Questo tipo di scambio vitale vale solo in un gruppo di dimensioni tali che si possa abbracciare con lo sguardo – in linea di massima una ventina di persone circa. Il che ha un senso ben preciso. Infatti nei confronti dello stato, per esempio, non proviamo una cosa simile, perlomeno non in questa misura, e qui a volte le persone hanno meno scrupoli a imbrogliare.

[1] In tedesco la parola *Schuld* significa sia colpa che debito. [*N.d.T.*]

A un amico non sottrarrebbero dei soldi con la stessa facilità con la quale evaderebbero le tasse.

Quanto più l'individuo è anonimo, tanto più debole diventa questa sensazione di "essere in debito".

Esatto. Questa sensazione di essere in debito vale solo in questo contesto limitato. Spesso, però, il limite viene malauguratamente oltrepassato, per esempio quando chi è favorito dal destino inizia a trattarlo come se fosse una persona e tenta di ripagarlo.

Un esempio si ha quando qualcuno si salva da una situazione di pericolo mortale mentre altri soccombono. È il caso di molti ebrei sopravvissuti ai campi di sterminio, i quali hanno cercato di pagare la loro salvezza vivendo a metà. Molti di loro in seguito non osavano prendere il regalo di una nuova vita, poiché si sentivano in colpa verso i morti: in colpa di essere vivi mentre gli altri avevano dovuto morire. L'esigenza di compensare, in questi casi, viene portata a un livello talmente inammissibile, da diventare assurda.

Il Dio "giusto"

Lo stesso si fa con Dio. Ciò che vale per un ambito limitato, viene proiettato a un livello molto più ampio. Ne viene sia la pretesa di un Dio giusto, sia quel tipo di devozione che vuole riconciliarsi con Dio. Si paga affinché Egli dia. È pura pazzia!

La pretesa che Dio debba essere giusto, corrisponde a ciò che pretendiamo dai nostri simili. Alcuni pensano che Dio ci redimerà se facciamo qualcosa per Lui: Dio viene trattato come se fosse obbligato a riscattarci.

Ma osservando la natura o l'evoluzione, notiamo che le forze qui in azione non sono giuste. La nostra idea di giustizia quale fattore di equilibrio è tipicamente umana, ed è importante per la convivenza civile. Come principio cosmico, però, è del tutto inadeguata, perché contraddice in pieno la realtà, così come la sperimentiamo.

Compensazione e amore

Da dove viene quest'esigenza di compensazione?

Non so, ma senza quest'esigenza non esisterebbe una comunità umana. L'abbiamo per poter convivere come esseri umani. In questo contesto ha un senso e va rispettata.

Non è un accordo fra esseri umani? Non è socialmente acquisita?

No, non è un accordo. Ognuno sente istintivamente questa esigenza di compensazione. Ho visto cosa accade nel rapporto di coppia se questo principio non viene rispettato. Alcuni pensano che amore significhi: tu mi devi dare e io da parte mia non debbo fare nulla. Così abbiamo vissuto l'amore tra madre e figlio. Una madre si prende cura del figlio senza alcun egoismo. Questa però è un'esperienza che abbiamo fatto da bambini. È completamente inadeguata per la relazione di coppia.

Si può sviluppare un legame maturo solo se esiste un'esigenza di compensazione collegata all'amore: compensazione e amore insieme fanno aumentare lo scambio nella coppia. Lo stesso principio vale anche in negativo.

Capitolo 4

Chi si ritiene troppo buono per essere cattivo distrugge la relazione

Compensazione, amore e vendetta

Se qualcuno mi fa del male, sento l'esigenza di danneggiarlo in qualche modo anch'io. È un'esigenza di vendetta. Se mi riesce, l'equilibrio si ristabilisce. Se invece semplicemente perdono chi mi fa del male, rimango in una posizione di superiorità, e l'altro non può più fare nulla per tornare a instaurare un rapporto di uguaglianza – a meno che non diventi ancora più cattivo con me.

In effetti, se per motivi ideologici o religiosi l'esigenza di compensazione nel male viene disprezzata, si avranno delle brutte conseguenze. Un tale atteggiamento viola l'esigenza di compensazione.

Se invece pretendo un risarcimento dall'altro, la relazione può ritornare in ordine. Anch'io devo dunque fargli del male, o pretendere da lui qualcosa che gli pesi.

Per salvare la relazione, però, bisogna che il male che infliggo all'altro sia leggermente inferiore al male che mi ha arrecato lui. Per amore, quindi, ricambio il bene con qualcosa in più, e il male con qualcosa in meno.

Un esempio: un uomo ha offeso la moglie, insultandola: "Sei proprio come tua madre!" o qualcosa del genere. La moglie allora, se si sente molto offesa, deve a sua volta ingiuriarlo in qualche modo – e in un modo che gli faccia male.

Questa è una lezione che molti non capiscono: che ci vuole una compensazione sia nel bene che nel male. Dove regna l'amore, però, si compensa nel bene dando all'altro qualcosa in più, e nel male dando all'altro qualcosa in meno. Di conseguenza l'amore ha una prospettiva, anche quando si devono compensare degli aspetti negativi.

Un altro esempio: in Sudafrica ho accettato di essere il responsabile di una scuola – una grande scuola d'élite. Ero rettore e allo stesso tempo parroco. Un Giovedì santo gli scolari vollero mettermi alla prova. Mi dissero che volevano approfittare del giorno festivo per andare in città. Acconsentii, ammonendoli però di essere di ritorno puntuali per la messa. In effetti avevo bisogno di loro per il coro. Loro invece tornarono tutti insieme appena verso sera. Mi avevano dunque fatto un torto; quindi, per ristabilire l'ordine, si doveva trovare un modo di compensarlo.

Nella scuola vigeva una specie di autogestione. La sera chiamai così i rappresentanti della scolaresca e li lasciai a sedere per un quarto d'ora senza dire niente. Poi dissi: "La disciplina è stata infranta. Voi volete ricevere qualcosa da me e dalla scuola, non è vero? Ammettiamo che io non voglia concedervi più nulla, in questo caso cosa farete? Dovete riguadagnare la mia fiducia. Vi faccio perciò una proposta: domani chiamate a raccolta tutti gli studenti e discutete con loro un modo per ristabilire la disciplina".

Il giorno seguente, dopo essersi consultati per quattro ore, mi hanno fatto una proposta, che però non era sufficiente per pareggiare i conti. "Questo è ridicolo," dissi, "consultatevi ancora una volta." Dopo essersi consultati di nuovo per quattro ore, mi fecero la seguente proposta: "Durante le vacanze lavoreremo per un giorno intero, mettendo in ordine il campo di calcio". Fui d'accordo. Ma dopo mezza giornata di lavoro, dissi loro che poteva bastare. Così sono venuto loro incontro. Da allora non ebbi più problemi di disciplina.

Questo me lo devo ricordare, per casa.

Se una madre è coerente fino in fondo, perde l'amore. Deve anche saper cedere. A volte deve andare contro i propri principi perché l'amore sopravviva; ma se fosse senza principi, ciò sarebbe dannoso per i figli.

Questo mi sarà molto utile.

La maggior parte delle madri lo fa automaticamente. Cedono sempre un po', e dopo i bambini si sentono sollevati.

Questo dare e prendere nel bene come nel male vale solo per i piccoli gruppi?

Sì. Nei piccoli gruppi riallaccia i rapporti. Chi si crede troppo buono per essere cattivo, distrugge la relazione. È molto importante che io sia cattivo nei confronti di chi mi ha offeso se voglio ristabilire la relazione con lui. Ma se qualcuno esagera nel fare del male perché si sente nel giusto, allora il male non ha fine.

I limiti della compensazione

Perché questo vale solo per piccoli gruppi?

Se va oltre, ha degli effetti molto deleteri. Basta vedere le guerre.

Ma qui, evidentemente, vige lo stesso principio.

Se va oltre il piccolo gruppo, non viene rispettato un certo limite. Per esempio, se tutto un popolo pretende che un altro lo risarcisca, lo stesso principio che vale tra le persone singole viene proiettato sui popoli. Questa è la causa principale delle guerre. Alla fine, la pace riesce solo con la rinuncia a questo tipo di compensazione. In tal caso, rinuncia significa che ci si concede reciprocamente un nuovo inizio.

Va dunque fatta una netta distinzione tra il livello socio-politico, quello individuale-familiare e tutti quei problemi nell'ambito delle relazioni umane con i quali lei, come terapeuta, si mette a confronto. Inoltre, parlando delle sue osservazioni, bisogna tener conto che esse sono valide solamente all'interno di un piccolo consorzio di esseri umani, che si può tenere sott'occhio – questo gruppo di venti-trenta persone che di solito è costituito dalla cerchia di parenti e amici.

Esatto. Confondendo i livelli si producono dei malintesi in società. La gente ha difficoltà a contenere il proprio bisogno di compensazione entro un margine e a creare ordine al suo interno. Quest'insaziabile andare oltre ai confini, seguendo il motto: "Se proprio devo fare qualcosa di buono, allora deve essere subito per tutta l'umanità", non fa altro che creare danni.

Da un lato lei afferma che il bisogno di compensazione da lei illustrato vale per un gruppetto che si può tenere sott'occhio, e all'interno di esso ha un senso e porta unione; se invece va oltre questo margine porta discordia. Viceversa, si può anche dire che fare del bene e fare del male rientra in un determinato contesto entro il quale deve rimanere; nel momento in cui si pensa di doversi addossare la sofferenza del mondo intero, il bene si trasforma nel suo contrario.

Esatto. In quel caso c'è sempre qualcuno che si sente migliore e più forte degli altri. È per questo che molte delle missioni benintenzionate gestite dalle organizzazioni caritatevoli alla fin fine provocano degli effetti molto strani. Io vedo che ci sono dei limiti ben precisi e voglio rispettarli.

Come missionario anch'io pensavo che si dovesse portare aiuto ai "poveri pagani". Potevo constatare se l'aiuto era effettivo, in che modo veniva effettuato e quanto pericoloso potesse essere se non era in sintonia con gli altri e, soprattutto, se mancava il rispetto degli altri.

Abbiamo parlato di due coscienze. Dare-prendere, e coscienza del legame. Ce ne sono altre?

Ce ne sono ancora. Ma facendone un elenco, si incorrerebbe nel rischio di farne una teoria. Si tratta di un campo talmente vasto, che non riesco a includerlo in una visione generale. In realtà, per potersi orientare, basta averne chiarito alcuni aspetti. Ciò basta per impedire il male e dare un avvio al bene.

Adesso lei ha detto: "Impedire il male e dare un avvio al bene".

Sì, nel senso di rispettare il fatto che ognuno, a modo suo, è come catturato. Da un punto di vista trascendentale si potrebbe anche dire che ognuno, a modo suo, è chiamato a svolgere un compito. Questa sarebbe una visione che va oltre alla realtà concreta. Dona un gran senso di pace pensare che tutto quello che succede, nel bene come nel male, fa parte di un contesto più grande. Posso essere in accordo sia col bene che col male, senza interferire. Questo modo di vedere porta naturalmente a conseguenze che vanno molto lontano, ma è il più pacifico che io conosca.

Allora non si tratta soltanto di non cambiare il mondo, ma anche di approvarlo, così com'è.

Esatto, con amore.

Da dove prende lei quest'amore? Fluisce automaticamente?

È una conquista. Proviene dall'agire e dall'esperienza dei propri limiti. Abbiamo limiti sia nel bene che nel male. In fondo quest'amore è soltanto un riconoscere che, pur essendo diversi, a un livello molto profondo c'è qualcosa che ci accomuna. L'esperienza dell'amore più profondo si ha quando si riconosce qualcuno per quello che è e che lui è necessariamente così. Egli non può essere diverso. Così lui è giusto. Nonostante il fatto che siamo diversi l'uno dall'altro, riconosciamo che ognuno a modo suo è giusto. Questo è l'amore vero e proprio. Non tanto che abbraccio qualcuno o altro – ciò sarebbe molto superficiale.

In realtà quest'amore è in sintonia con forze più profonde, perciò ha un valore religioso. Si potrebbe addirittura affermare che "religione" è questo sentirsi collegati a qualcosa di profondo, senza volerlo sondare.

La rinuncia

C'è qualcosa che lei non è in grado di sondare. Questo qualcosa lei lo chiama "forze più profonde"?

Sono metafore. Posso anche chiamarlo "grande anima" o "qualcosa di misterioso" – ma non è qualcosa che voglio sondare.

Perché non è possibile sondarlo oppure perché lei ritiene che debbano esistere degli ambiti che devono rimanere inesplorati?

Non vado così lontano. Lascio le cose così come stanno. A questo punto, se volessi andare oltre, ciò avrebbe degli effetti negativi su di me. Così come io rispetto e riconosco il valore di una persona nel suo modo di essere, così riconosco anche il valore del mistero senza volerlo svelare. Proprio mantenendo questa distanza, vi rimango collegato.

Capitolo 5

Chi è in accordo con se stesso non ha bisogno di accanirsi

La vocazione

Lei sostiene che la coscienza dipende dal gruppo a cui appartengo. D'altra parte esistono situazioni nelle quali mi devo attenere solamente a me stesso e alla mia "voce interiore", per così dire?

Si può avere la sensazione di avere un compito da svolgere, o una vocazione, o un destino speciale. Ciò arriva a toccare il nucleo più intimo e si trova oltre alla coscienza. Chi è in sintonia con questo, si sente in pace. Se andiamo contro questa parte più intima di noi, rifiutando per esempio un compito che ci viene affidato, perché ci sembra difficile, qualcosa nell'anima si spezza. Se invece lo accettiamo, allora siamo in pace con noi stessi, anche se dovremo affrontare delle difficoltà.

Questo, quindi, non ha niente a che fare con i propri simili.

No. Chi agisce in accordo con se stesso, anche se va contro l'opinione altrui, sa di essere nel giusto. Questo è un modo d'agire indipendente dall'approvazione degli altri.

Molti hanno una gran nostalgia di essere in sintonia con se stessi, di trovare se stessi, o come dir si voglia. Allo stesso tempo, però, è la cosa più difficile da raggiungere.

Non lo so. Questa è una via che si delinea nel corso della vita. Non è un obiettivo cui aspirare, e nemmeno ci si può esercitare per arrivarci. Non vi si accede nemmeno tramite la meditazione, perché va oltre tutto ciò. Però viene percepita, e ognuno di noi per molti istanti è in contatto con essa.

Consciamente o inconsciamente?

Vorrei spiegarlo con un esempio: madre e figlio. Dedicandosi al figlio, la madre si ritrova in una condizione tale da avere la sensazione netta di essere in accordo con qualcosa di superiore. Allora lei non vede solo il figlio. In questo istante si mescolano diversi livelli: quello più vicino, dell'affetto e dell'amore, e quello più recondito, che è qualcosa come una disponibilità totale. Il che non si rivolge più direttamente al figlio, bensì ha a che fare con la propria persona.

Ma nel suo effetto è certamente rivolto ad altri.

Sì. Porto ancora un altro esempio. Quando una coppia si sposa a causa di una gravidanza, capita che i genitori dicano al figlio: "L'abbiamo fatto solo perché sei venuto tu". Allora il figlio si sente in colpa nei loro confronti, specialmente se sono infelici. Se invece i genitori dicono: "L'abbiamo fatto perché lo volevamo, o perché ci atteniamo al nostro amore", allora abbiamo un metalivello che non riguarda più tanto il figlio, quanto piuttosto l'uomo come padre e la donna come madre. A questo livello veniamo ingaggiati da ordini più profondi, e da ciò si sviluppa tutto il resto. Ma ciò non è né tangibile né codificabile, e non è nemmeno qualcosa che si possa osservare o adempiere.

Semplicità

Ma accade.

Accade. In fondo è un atto umano molto semplice,

niente di superiore, niente di santo. È qualcosa a cui l'uomo tende spontaneamente se non viene confuso dalle ideologie. Chi è tranquillamente raccolto in se stesso semplicemente lo sa.

Confondono solo le ideologie, secondo lei?
No, ci sono anche delle tendenze d'epoca che rendono difficile questo modo di agire, mentre altre lo favoriscono.

Se qualcuno è in sintonia con il suo più profondo sé e prende decisioni che provengono dalla sua sfera più intima, queste possono anche essere dirette contro gli altri.
Chi è in sintonia non è mai diretto contro qualcosa. Forse non trova una risonanza, non è apprezzato, ma non si accanisce, perché non ne ha bisogno. Quando si è in sintonia si è più che mai raccolti in se stessi. Qui si sente una profonda pace. Non soddisfazione, ma pace. Il che implica anche un certo distacco. Si è connessi e allo stesso tempo anche distaccati.

Questo è un atteggiamento spirituale.
Si potrebbe chiamarlo così, se non fosse così ordinario. Non appena diventa una meta spirituale, ti sfugge, perché è troppo ordinario. È proprio la cosa più semplice e ordinaria.

Il compimento

Ma spesso è così che la cosa più semplice e normale viene occultata da una serie di inutili sovrastrutture. Quello che lei illustra mi sembra tanto simile a quello stato che i taoisti o buddhisti raggiungono con la meditazione.

Questo stato ha qualcosa a che fare con il compimento delle semplici azioni quotidiane. Se qualcuno vi ambisce, nel senso che pensa di averne di più di un altro, perché sta seguendo una "via spirituale", allora è in contrasto con la parte più profonda di sé, perché lo riduce a qualcosa che deve raggiungere, quando invece è così vicino.

La meditazione è significativa. Non voglio negarlo, sarebbe assurdo. Ma il senso non è di rinforzare quest'atteggiamento speciale. Chi è in sintonia sente ogni tanto l'esigenza di raccogliersi. Allora la meditazione fluisce da questa sintonia. Per lui la meditazione non è la via per arrivarci, ma al contrario: essendo in sintonia, ogni tanto si raccoglie, si ritira in se stesso, ma è sempre rivolto al compimento. Per questo, secondo me, tale sintonia è più facile da raggiungere tramite il compimento delle semplici azioni quotidiane.

Compimento e sintonia sono concetti che usa molto spesso. Che cosa intende con essi?

Il semplice fare ordinario. Gli atti più semplici e importanti riguardano la famiglia. Vengono compiuti dal padre e dalla madre per i figli, e dai figli per i genitori. Sono gli atti più grandi e importanti, e stanno alla base di tutto il resto.

Chi è in sintonia con il suo essere genitore, figlio, fratello, partner e assume semplicemente i compiti che gliene derivano, realizza la sua natura umana. È soprattutto tramite lo svolgimento di queste semplici azioni che l'essere umano raggiunge la sua realizzazione.

In questo compimento ci si sente in armonia con qualcosa di grande, ma completamente tranquilli, senza propaganda, senza dogmi, senza insegnamenti, senza una morale inculcata. Sono cose che a questo punto non hanno più alcuna importanza.

Capitolo 6

La grandezza sta nell'ordinario

Meditazione e vie spirituali

È possibile accedere anche con la meditazione a questa sintonia spontanea, rendendosi vuoti e quindi liberi di tornare a entrare in contatto con la fonte originaria?

Meditazione può essere un raccogliersi, da cui poi emana una certa forza. In questo caso raccogliersi significa che prendo la pienezza che c'è e la porto nello sguardo, nel sentimento e nell'accordo. Divenire vuoti è l'esatto contrario del raccoglimento. Diventando vuoto posso perdere il contatto con il tutto. E il più delle volte questo poi anche succede.

Ho visto molte persone che meditano e ciononostante non accade nulla, perché la loro meditazione non è connessa con l'azione che li porterebbe a realizzare qualcosa di più grande. Il suo effetto allora è limitante.

Per molte persone la meditazione ha un gran valore. Non perché vogliono raggiungere l'illuminazione immediata, magari correndo da un seminario di fine settimana all'altro, ma perché per loro è una possibilità di imparare a vivere in modo diverso. Non ha meditato anche lei?

Naturalmente. Altrimenti non potrei parlare così. Voglio solo dire questo: tutto dipende da una conoscenza che permetta di avere una visione più profonda e soprattutto di agire correttamente. Le rivelazioni che si ottengono tramite il modo di procedere fenomenologico non si possono avere con la meditazione.

Si possono avere se ci si impegna, dedicandosi a un compito. Entro in sintonia facendo qualcosa di ordinario. Alcune persone che meditano si sottraggono a questo impegno. Vogliono qualcos'altro. Per esempio l'illuminazione. Questa però non ha niente a che vedere con ciò che è normale. Se qualcuno medita, mi chiedo: a cosa gli serve?

Qualche volta sento la necessità di sedermi e di raccogliermi. Mi viene così da meditare, spontaneamente, ed è come un presentimento. In effetti, dopo alcune ore, di solito mi capita di dover affrontare un caso difficile, che richiede tutta la forza e il coraggio raggiunti con la meditazione. Medito solo se ho questo presentimento. Se ho bisogno di forza, mi viene irresistibilmente l'impulso a meditare.

Non voglio mettere in dubbio il resto. Non ci penso neanche. Se si osservano certi meditatori, si vede che ne hanno tratto profitto. Ma con altri noto che la meditazione non ha provocato alcun effetto particolare. Per esempio, non li ha resi più capaci d'amare. Non sono neanche diventati più benevoli o saggi. Stanno solo seduti. Contro questo ho delle riserve. Il punto per me è sempre lo stesso: qual è il risultato?

Lei intende che la meditazione non è una panacea, né un'alternativa ai problemi della vita quotidiana o un modo di sfuggire a essi?

Esattamente. Nella tradizione buddhista molte persone, per un certo tempo, vanno a meditare nel monastero. Io lo considero più una specie di scuola che non un modo di vivere. Si impara la meditazione per poi applicarla in caso di bisogno. Questo lo trovo positivo. Anche una persona che entra in un ordine si sottopone a un simile addestramento. Ma se ne faccio un rito giornaliero, posso anche perderci.

Si può considerare la meditazione anche una specie di sostegno nella vita.

Sì. In questo caso però è una cosa molto ordinaria. Non un grande atto religioso, ma qualcosa di molto umano. Anche un artista si raccoglie, o qualcun altro ascolta musica – anche questi sono modi per mettersi interiormente a posto.

Esoterismo

Che cos'ha contro l'esoterismo? Quando affermo: "Questo è un modo di procedere spirituale", lei dice: "Sì, lo si potrebbe anche chiamare così, se non fosse così ordinario". Mi sembra di capire che secondo lei questi concetti sono troppo altisonanti.

Esatto. In questo modo una persona si colloca al di sopra dell'ordinario. Ma per me la cosa più profonda è il compimento delle più semplici azioni quotidiane.

Con ciò lei intende: eseguire bene fino in fondo le cose che dobbiamo affrontare nella vita di tutti i giorni.

Giusto. Ciò che si deve affrontare in una relazione, con i bambini, nella professione. Sono queste le cose da compiere. Chi entra in risonanza con queste situazioni, esercita un buon effetto sugli altri.

Lei intende dire che esistono troppe persone che si vantano di essere sulla "via spirituale" o di "meditare", come se questi termini fossero delle etichette di cui fregiarsi per essere speciali?

Sì, esatto. Infatti se li osservo, molti mi appaiono superficiali. Hanno poco spessore, in confronto a una persona ben radicata nel suo duro lavoro. Prendiamo per esempio il contadino che la mattina dà da mangiare alle sue mucche e poi va nei campi... che peso ha quest'uomo, in confronto a uno che dice: "Io medito"!

Questo non è gentile.

Il peso dell'anima

La domanda è: cos'è che in realtà dà peso a una persona?

Si vede subito se una persona ha un certo peso. I più impegnati sono coloro che hanno figli. Questi hanno anche il peso specifico dell'anima più grande.

Anche se in queste famiglie i rapporti possono essere del tutto nevrotici, malati e irritanti...

Non dipende da questo.

...e i genitori spesso trattano molto male i figli. È così importante distinguere questi livelli.

Sì. Già il solo fatto che abbiano figli, che li sostengano e che cerchino di farne qualcosa è indice di grandezza.

Una volta un uomo mi raccontò che nella sua famiglia alcuni figli dovevano sempre stare fuori casa. Erano in quindici, tra fratelli e sorelle, e alcuni erano sempre da qualche altra parte, perché la casa era troppo piccola. Per i figli questa non era una difficoltà, faceva semplicemente parte della loro vita. Immaginatevi però i genitori che, malgrado la loro povertà, hanno gestito questa situazione! Questa è grandezza per me. Mentre altri, che vogliono essere speciali con esoterismo e *channeling* – questi fluttuano. Sono pesi piuma al confronto.

Non le sembra un'affermazione un po' affrettata questa? Molti giungono all'esoterismo perché hanno un destino difficile, sono provati da malattie, lutti o altri eventi, e per questo motivo sono alla ricerca.

È naturalmente diverso se dopo una grave malattia una persona torna in sé, e quindi affronta il dolore, la morte e la perdita. Sono esperienze che conferiscono profondità alle persone. Dolore, malattia, un destino difficile e anche il peso di una grave colpa aumentano il peso specifico dell'anima. Anche i delinquenti hanno un elevato peso specifico dell'anima.

Ciò significa che non è indice del valore di una persona?

Certo che lo è. Per me un peso specifico dell'anima più grande ha un valore maggiore. Ma non lo considero qualcosa a cui si debba aspirare. Semplicemente c'è o non c'è. Ognuno può accorgersene.

Alla presenza di persone con un peso specifico dell'anima elevato ci sentiamo di solito molto meglio. Invece ci sono persone che, in seguito a un destino difficile o una grave malattia, intraprendono un cosiddetto percorso spirituale. Ma spesso, proprio perché vanno per questa strada, perdono il loro peso.

Questo non lo capisco.

In questo modo non si confrontano più con la malattia, ma dicono: "Dio mi ha salvato". Si staccano dalla realtà e partono per la tangente. La grave sofferenza viene messa da parte e non viene più affrontata. In tal modo questa perde la forza che avrebbe potuto avere.

Cosa intende quando afferma: "Il peso specifico dell'anima dà forza"? Per cosa?

Se qualcuno dice: "Dopo questa malattia mi sono convertito a Dio", allora, secondo me, la malattia è stata inutile. Si è messo su una via sulla quale non si confronta più con la gravità di ciò che è stato. Si allontana dall'esperienza. La malattia, il pericolo, la vicinanza della morte non sono più presenti. Ora invece egli ha una visione di Dio che lo ha salvato, o ringrazia la Madre Divina o chicchessia. Ognuno può constatare che questo atteggiamento gli toglie forza. Non parlo dei contenuti. Tutto ciò non ha niente a che vedere con Dio o Maria. Posso solo constatare l'effetto che ha. Se poi una persona così parla di Dio, gli altri tendono a voltarle le spalle. Questa è una cosa che ho visto accadere soprattutto a persone sulla via esoterica, mentre ho notato che accade di meno alle persone che intraprendono un cammino spirituale.

Spiritualità

Spiritualità o esoterismo. C'è differenza per lei?

La spiritualità per me ha un significato positivo. Nel senso di spiritualizzato, di saggezza. È qualcosa che tende a espandersi e a includere. L'esoterismo invece è per così dire esclusivo. Una persona spirituale non si considera migliore, invece una persona esoterica di solito sì. Ciò è insito in quel che comunemente si intende per esoterismo: si vuole scandagliare qualcosa, per poi averla in pugno. Si vuole avere una conoscenza segreta, che ponga se stessi al di sopra degli altri. Ma, quando si è presi da questa idea, si perde il contatto con il corso normale della vita di tutti i giorni.

Dunque per lei l'esoterismo è negativo, se va perso il contatto con il terreno e il quotidiano?

Sì. Alcuni si rifiutano allora di assolvere gli impegni quotidiani più immediati. C'è per esempio un famoso insegnante religioso che ha scritto molti libri spirituali. Aveva un figlio illegittimo, del quale non si è mai occupato. A che servono tutti i suoi libri, se consideriamo attentamente questi fatti? Il figlio viveva a Londra. Non lo ha mai visto. Avrebbe avuto un altro peso dell'anima se si fosse occupato del figlio. Adesso mi sono espresso in modo molto drastico. Un altro esempio: una mia conoscente ha tradotto il libro di un famoso "maestro". Questi viveva in Turchia, dove si è dedicato all'esoterismo. Poco prima aveva abbandonato moglie e figlia, e non si è mai più occupato di loro. A che serve a questo punto tutta la via esoterica?

Lei è così severo?

Sì. Lo trovo un particolare importante. Buddha ha fatto lo stesso. Ha abbandonato moglie e figlio e ha intrapreso il sentiero spirituale. In questo caso si può forse parlare di una vocazione eccezionale. Ma io sono molto cauto a questo riguardo. D'altro canto su queste vie si hanno anche delle esperienze che sono una benedizione per l'anima. Parlare in modo così limitante di Buddha è una presunzione. È chiaro che ha avviato un enorme movimento, che ha provocato un gran bene. Ma posso anche constatare che ha avuto un'origine singolare.

Abbandonare qualcuno, o piantarlo in asso in mezzo alle difficoltà – non sono due cose ben diverse?

Va be', ma persone normali non affermano poi di essere speciali per questo. Forse dicono: "Sono un povero peccatore". Ma se una persona afferma di intraprendere una strada speciale, e io mi accorgo che sta prendendo ben altra piega, allora mi chiedo: cosa sta succedendo?

Capitolo 7

Il progresso è collegato alla colpa

Fedeltà e ribellione

Come le è venuta l'idea di prendere in esame soprattutto la colpa, il senso di colpa e la coscienza?

Sono cose che si presentano continuamente durante la terapia. Tanti non riescono mai a superarle. In questi casi diventa evidente che l'esigenza di innocenza è un bisogno infantile. È il bisogno di sentirsi dire dai genitori: "Sei buono". Una persona così è fissata sui genitori e non guarda più la realtà. Non riesce più a distinguere cosa è bene da ciò che è male per lui, cioè cosa favorisce o inibisce la sua vita. Non riesce a farsi strada infrangendo i vecchi limiti, perché se lo fa si sente in colpa. Ma il progresso è sempre collegato alla colpa.

Il progresso collegato alla colpa?

Nessuno può progredire senza affrontare e accettare l'inevitabile colpa. Un esempio molto semplice: un figlio esce dalla famiglia e si sposa. Si separa dalla famiglia e si unisce a un partner che forse non è ben visto dalla famiglia. Ma è il suo partner del cuore. Una persona così può solo sposarsi andando contro le norme dei suoi genitori.

Ogni figlio, per potersi sviluppare, deve calpestare dei divieti. È così che si instaurano i progressi. I genitori stabiliscono dei divieti perché lo devono fare.

Ma, allo stesso tempo, spesso in segreto devono anche sperare che il figlio calpesti quei divieti. Se il figlio non lo fa, le cose prenderanno una brutta piega sia per lui che per i genitori. Ed è ugualmente male per il figlio avere dei genitori che gli permettono tutto. Lo sviluppo, dunque, è solo possibile tramite una trasgressione. Questa rinforza ogni volta l'io. Allo stesso tempo il figlio è collegato ai genitori a un altro livello.

Allora è male per un figlio avere dei genitori che gli permettono tutto.

Molto male. Non può orientarsi. E soprattutto non può sviluppare la forza dell'io.

Lei ha affermato che un figlio è senza egoismo. Che addirittura morirebbe...

Questo è naturalmente solo un livello. A un altro livello il figlio è molto egoista. Deve anche esserlo, se vuole sopravvivere. La difficoltà sta nel fatto che spesso non ci si rende conto della polivalenza delle sue reazioni. Una cosa è ciò che il figlio dice, un'altra ciò che vuole veramente. Un figlio può apparire ribelle ed essere allo stesso tempo fedele a un livello molto profondo. Se chi lo osserva ha un'ottica troppo ristretta, allora vede solo un lato.

Ci sono però anche dei figli che portano un totale scompiglio nelle famiglie. In questi casi non c'è traccia di fedeltà o cose simili. Figli in continuo contrasto con la famiglia. Se ora si dice: "I figli sono senza egoismo e pieni di dedizione", questa affermazione dà l'impressione che i figli siano degli esseri ideali, al di là del bene e del male.

Secondo le mie constatazioni, ogni figlio agisce

per amore. Anche se dà fastidio, agisce per amore. Bisogna solo scoprire il punto in cui quest'amore sta. Quando lo si è trovato, d'un tratto il suo comportamento diventa completamente chiaro.

Tempo fa fui invitato dagli educatori di un istituto per ragazze difficili a tenere un corso per queste ragazze e per i loro genitori. Rappresentammo così le loro famiglie. In tutte le rappresentazioni emergeva la stessa dinamica: "Preferisco sparire io al posto tuo". Prima di allora nessuno si era accorto di quanto queste ragazze amassero i loro genitori. Quando ciò fu in luce, questo fatto toccò profondamente gli educatori e i terapeuti, che avevano incontrato così tante difficoltà con loro. D'un tratto capirono cosa veramente fanno queste ragazze, e perché si comportano male.

Per esempio?

Per esempio si drogano. È un modo di voler morire, perché non se ne vada il padre o la madre.

Una delle ragazze si era buttata dal tetto dell'istituto. Ma con la rappresentazione si scoprì che in realtà era suo padre che voleva morire. Questi a sua volta voleva seguire il proprio padre morto. La figlia aveva allora interiormente detto al padre: "Preferisco morire io al posto tuo".

Se queste dinamiche vengono chiarite, ci saranno delle possibilità di guarigione. Solo che difficilmente la figlia le comprende. Questa vive un'esigenza di tipo arcaico. Pensa: "Se io porto questo peso, papà ne è liberato". Questa è un'idea molto diffusa tra i cristiani.

Quando emerge questa dinamica, si fa notare alla figlia che la sua sofferenza non porta alcun aiuto all'altro. Lei dovrebbe quindi rinunciare all'idea di prendersi questo potere. È questa l'illusione che la lega alla sofferenza e al desiderio di morire. Ora dovrebbe amare a un livello più alto e dire: "Caro papà, qualunque cosa tu faccia, io rimango. Da te ho ricevuto la vita, e io la prendo e l'apprezzo". Di conseguenza, si separerà dal padre con amore e con rispetto.

Questo è un altro gran passo verso il rafforzamento dell'io, mentre è più facile morire immaginando che ciò porti aiuto a qualcuno.

D'altro canto, per molti che adottano un comportamento d'aiuto è più difficile lasciare una persona al suo tragico e inesorabile destino, che farsi avanti e interferire. Spesso una persona si intromette perché è *lei* che non riesce a sopportarlo, non perché l'altro soffre tanto. Naturalmente ci sono anche altre dinamiche.

Lei fa la rappresentazione e la dinamica si mette in evidenza – le ragazze hanno capito questo?

Alcune l'hanno capito, ma con due ho avuto l'impressione che il corso del loro destino non si potesse più cambiare. In questi casi non si può più intervenire. Non è più permesso. Ho portato alla luce qualcosa, di più non posso fare. Sarebbe anche completamente inutile. Se non serve la realtà, cos'altro può servire?

Il vero aiuto non viene dalle persone, bensì dalla realtà?

Dalla realtà riconosciuta. Quando la realtà è in luce, non la si può più evitare. Persino le persone che non la seguono, almeno non sono più così innocenti. Da quel momento per loro è chiaro cosa stanno facendo, e quindi non possono più farlo con la stessa innocenza di prima.

Il che significa che una simile rappresentazione è

anche come un dare l'addio all'essere senza macchia, all'innocenza.

Esatto. La maggior parte delle rappresentazioni dimostra che colui che era considerato cattivo o che aveva un comportamento disturbato, è invece buono, motivato da un profondo amore. Invece molti che si consideravano migliori, tutt'a un tratto scoprono di essere quelli che hanno messo in moto una dinamica deleteria. Così per ognuno si apre una nuova prospettiva.

L'innocente deve improvvisamente confrontarsi con gli effetti del suo atteggiamento di superiorità, mentre il "colpevole" può constatare di aver agito in buona fede. Può finalmente far luce dentro di sé, e forse anche smettere di comportarsi male.

Capitolo 8

L'essere è sempre presente, anche oltre la vita

Sulla morte

Nella messa in scena delle costellazioni familiari non si tratta solo dei viventi, ma soprattutto dei morti. Sono sempre presenti i membri familiari deceduti?

Tutti quelli che possono essere ricordati fino alla generazione dei nonni, e qualche volta ancora fino a quella dei bisnonni, si fanno sentire come se fossero ancora qui. Soprattutto quelli che sono stati dimenticati o esclusi.

Una forma empirica dunque per ravvisare gli spiriti.

Ascoltando le storie di fantasmi, ci si rende conto che gli spiriti sono esseri ai quali è stata rifiutata l'appartenenza. Bussano finché non ricevono il loro posto. Quando l'hanno ottenuto, si placano. Posso constatarlo nelle rappresentazioni familiari. Quando gli esclusi e i temuti hanno finalmente il loro posto, da loro proviene una forza buona e guaritrice, niente che disturbi. Se vengono accolti, poi anche se ne vanno. Lasciano in pace la famiglia e danno forza ai viventi.

Esiste la tradizione di tenere esposti in casa per alcuni giorni i defunti e di compiangerli, affinché loro possano andarsene e i viventi prendere commiato.

Ciò non basta. Fra gli zulù esiste l'usanza di seppellire il morto e di richiamarlo in casa dopo un anno con un rito. I membri della sua famiglia prendono un ramo e s'immaginano che lui vi stia seduto sopra, e lo riportano ad abitare in una parte ben precisa della capanna, riservata agli antenati, e lì gli assegnano un posto. Questo è lo stesso luogo in cui si conserva la birra, e ogni volta che si beve birra, se ne offre qualche goccia anche agli antenati.

Riti simili esistono anche da altre parti. I thailandesi, per esempio, pur essendo buddhisti, praticano un vecchio rito che in realtà contraddice il buddhismo. Seppelliscono il defunto, e gli riservano un posto alla cena di commiato, affinché ci sia anche lui.

Ogni volta che noi accendiamo una candela per un morto, egli è presente nella candela. Quando il morto ha il suo posto, diventa amichevole e viene vissuto come una forza positiva.

Questo non è più così in uso da noi.

Come psicoterapeuta metto di nuovo in gioco i morti, affinché vengano accolti – per esempio, nella messa in scena della famiglia. Da noi tante persone sono disturbate o si ammalano perché qualcuno viene escluso dal sistema. Spesso lo sono i deceduti. Se questi vengono richiamati e reintegrati nel sistema, gli altri sono di nuovo liberi. I thailandesi lo fanno tramite un rito, noi con la psicoterapia. La procedura e gli effetti non sono molto diversi.

Il nostro rapporto con la morte è carico di paura.

Sì, molto. Ciò accade perché la vita è vista isolatamente, come un bene personale, che custodisco e uso finché va. Ma potrei anche sostenere il punto di vista opposto: che la vita mi ha preso in suo possesso. Oppure che esiste una forza, che mi mette in vita, mi tiene e poi mi lascia cadere di nuovo. Questa visione mi sembra molto più vicina alla realtà.

Se ci si attiene al tutto, si sente qualcosa come una "forza portante". Ma è una forza che porta anche dolore. Ciò che porta avanti il mondo non è la nostra felicità, ma qualcosa di completamente diverso, che si serve di noi affidandoci dei compiti, e a cui dobbiamo sottometterci. Alla fine della vita ricadiamo in qualcosa di cui non sappiamo nulla.

Inoltre non siamo comparsi qui all'improvviso. Noi veniamo al mondo attraverso i nostri genitori. In loro si fonde qualcosa che ci dà la vita e che fa parte di un contesto più grande. Noi ci siamo già, altrimenti non potremmo diventare. E quando moriamo, non siamo spariti. È vero che i viventi non ci possono più vedere. Ma sparire? Come possiamo sparire?

L'essere, che è qualcosa di più profondo che agisce dietro a tutto, sussiste oltre la vita. In confronto all'essere, la vita è un piccolo evento passeggero.

In questa prospettiva un bambino non perde niente se muore presto. Noi diciamo: "Povero bambino, è morto così presto e al nonno è permesso di vivere novant'anni". Cosa distingue il nonno, una volta morto, da un bambino morto dopo un giorno? Ambedue cadono nell'oblio e in questo essere che va oltre la nostra immaginazione. Qui non c'è più distinzione. Rilke immagina che se compiangiamo quelli che sono morti giovani, invece di lasciarli andare, creiamo loro delle difficoltà. Ma se sappiamo che li raggiungeremo anche noi, possiamo lasciarli andare più facilmente.

In terapia uso un detto che ci rende solidali con i morti, e ci permette di accettare la vita senza essere arroganti nei loro confronti. Il detto è questo: "Tu sei morto, io vivo ancora un poco. Dopo di che, morirò anch'io". Così non si perdono di vista i morti e la vita non è più qualcosa di straordinario, di staccato dalla morte.

La vita è ciò che ancora mi rimane. Non perché sia migliore o peggiore. Ma io so che il vero e proprio essere, in cui tutto confluisce, sta oltre la vita.

Ma anche oltre la morte. Viste così, la vita e la morte sono solo due modi di esistere.

Sono due regni, che hanno effetto l'uno sull'altro. Per questo i morti hanno effetto anche sulla nostra vita. E forse anche noi sulla vita dei morti, per esempio quando li lasciamo andare.

Cielo e terra

Questo è un concetto arcaico.

È un concetto umano collettivo, indipendentemente da come viene chiamato. Alcuni dicono cielo, altri nirvana, altri ancora dicono: "Non lo sappiamo". Ciò che conta non è il nome, ma questo moto interiore. Poi, la vita può essere vista come qualcosa di passeggero.

Ora alcuni sono dell'opinione che, data la transitorietà della vita in relazione all'aldilà, si possa trascurare il presente. Altri ritengono di poter arrivare all'aldilà solo rinunciando alle cose terrene, come per esempio gli asceti. Secondo il motto: se mi flagello abbastanza o non faccio altro che meditare, allora arrivo subito al nirvana. In questo caso il presente è considerato un ostacolo per il futuro.

Questa è proprio una strana idea. Poiché ciò che verrà è già presente nel momento attuale. Se sono in pace con me stesso, allora sono collegato sia con questo che con quello.

Una volta ho scritto un aforisma. C'è chi lo trova incomprensibile: "La vera via sta ferma". Siccome sto fermo, sono sulla vera via. Non devo mica andare da nessuna parte. Sono già collegato con il tutto e ne condivido l'intera ricchezza, se sono raccolto in me stesso e prendo sul serio i compiti più immediati, a mano a mano che mi si presentano, e li adempio senza grandi pretese.

La vita quotidiana come esercizio?

Se diventa un esercizio, per me è di nuovo troppo. Basta solo che io viva.

Che cosa vuol dire "solo"? La nostra vita è orientata sì a vivere qui, ma nient'affatto a vivere il momento. Le persone passano la vita affannandosi, sempre alla ricerca di ottenere, di intraprendere qualcosa, di fare quanta più esperienza possibile finché sono ancora sulla terra, perché pensano che poi sia tutto finito. Di fronte a questo stile di vita stressante, inquieto, orientato verso l'esterno e il futuro, questo suo "stare semplicemente fermi" e dire: "C'è già tutto" è un atteggiamento al quale si arriva con l'esercizio. Non per niente da noi si sta sviluppando un fiorente mercato di tecniche di rilassamento che sono evidentemente anche molto richieste.

Naturalmente ci sono pratiche tradizionali da cui si può trarre profitto, come andare a scuola e imparare da qualcuno che ne sa di più. Esiste, però, anche in campo spirituale, come in altri campi, un modo di fare esercizio stressante, in quanto vuole ottenere qualcosa. Ci si sottopone così a esercizi estenuanti, che essenzialmente non si differenziano in alcun modo da qualsiasi altra forma di stress.

Lei intende dire che esiste questo "voler fare" anche nell'uso delle pratiche spirituali.

Sì. Molte delle pratiche New Age mi sembrano una specie di "fast food" spirituale. Come se ci si potesse esercitare ad avere questa impostazione equilibrata, senza una lunga preparazione! In realtà questo è un processo di crescita. Non si trova la saggezza perché la si cerca. È il frutto di molte realizzazioni, e d'un tratto semplicemente emerge, facilmente e senza sforzo.

Capitolo 9

Toccare nell'anima qualcosa di più grande

Come riescono le soluzioni

La messa in scena delle costellazioni familiari ha qualcosa del rituale.

Le soluzioni hanno qualcosa del rituale, non la messa in scena stessa.

Per me già tutti i passi che si compiono per rappresentare la vicenda sono un rituale. C'è un cerchio, un soggetto vi entra, gli vengono poste delle domande riguardo alla sua famiglia, lui la mette in scena e poi si siede. Lei pone delle domande alle persone messe in scena, cambia la loro disposizione e alla fine ci sono eventualmente delle frasi risolutrici. Tutto ciò si svolge secondo una ben chiara drammaturgia, che è sempre la stessa.

Il concetto di rituale porta questo lavoro in un altro contesto. Il mettere in scena la famiglia è un metodo. Posso costruire una casa soltanto mettendo un sasso sopra l'altro. Non per questo è già un rituale.

Cos'è che la disturba nel chiamarlo rituale?

Un rituale ha uno sfondo religioso, il mettere in scena la famiglia no. La soluzione ha qualche volta qualcosa del rituale. Ma il mettere in scena è solo un metodo.

Una volta le ho chiesto com'è che queste rappresentazioni sostanzialmente funzionino. Qui si ritro-

vano persone completamente estranee, che non hanno la minima conoscenza della biografia del soggetto con il quale lavorano. E questi devono "sentire" come le persone della famiglia d'origine del soggetto? Lei allora mi ha detto che, naturalmente, non è il rappresentante che qui agisce e sente. Il rappresentante è solo il recipiente attraverso il quale il soggetto può trovare un nuovo accesso alla sua origine.

Visto così sembra un rituale.

La profondità

Il rituale non inizia proprio nel momento in cui delle persone vengono messe in scena e rappresentano una parte dell'essenza umana? Tramite la persona che le mette in scena, loro sono in grado fare qualcosa di cui proprio non sanno niente. E riescono a farlo intuitivamente, perché sono esseri umani, no?

Sì. La questione è: com'è possibile una cosa del genere? Esiste una profondità in cui tutto confluisce. Questa profondità sta fuori dal tempo. Io vedo la vita come una piramide. Sopra, sulla piccolissima punta, avviene ciò che noi chiamiamo progresso. In profondità, passato e futuro sono identici. Là c'è solo spazio, senza tempo. Qualche volta ci si trova in situazioni in cui si entra in contatto con questa profondità. Allora si riconoscono degli ordini, degli ordini nascosti, e si può toccare nell'anima qualcosa di più grande.

Lo spazio

Questi ordini si ripetono nello spazio e possono essere riconosciuti e rappresentati a grande distanza?

Sì. Forse il concetto del frattale[1] mette in luce cosa succede.

Il premio Nobel Gerd Binnig nel suo libro *Dal nulla*[2] sostiene la tesi che prima dell'evoluzione della materia e dello spirito dev'esserci stata l'evoluzione dello spazio. Lo spazio si ordina in modo simmetrico, e quest'ordine si ripete ogni volta alla stessa maniera. Una foglia è per esempio costruita come l'intero albero. Ogni foglia è diversa, ma segue lo stesso ordine.

Quando metto in scena una famiglia, le singole persone che la rappresentano riescono a sentire esattamente cosa sta succedendo nella famiglia, anche se i veri membri sono molto lontani. L'ordine di questa famiglia si ripete in questa rappresentazione, tramite la quale posso improvvisamente accedere a una realtà che rimane preclusa al mio pensiero. Durante la messa in scena viene alla luce qualcosa che fino a quel momento era nascosto. Quando è evidente, posso fare delle prove, per vedere se c'è una soluzione.

Ma così come la vera famiglia in un certo senso è pur presente in questa rappresentazione, così la soluzione della famiglia rappresentata a sua volta viene sentita anche dalla famiglia vera. Perfino se questa non ne sa niente.

[1] *Frattale*: "particolare ente geometrico caratterizzato dal fatto di avere un numero non intero di dimensioni (risultando quindi intermedio tra la linea e la superficie) e dalla proprietà di poter essere decomposto in parti sempre più piccole, ciascuna delle quali è la riproduzione miniaturizzata dell'ente di partenza; oltre che nel campo della matematica, trova interessanti applicazioni in cartografia, computer graphics, ecc. [Dal fr. *fractal* (der. del lat. *fractus*, p. pass. di frangere 'spezzare'), usato per la prima volta dal matematico francese H. Mandelbrot nel 1975]".

[2] Gerd Binnig, *Aus dem Nichts* (tr. it. Garzanti, Milano 1991).

Perché esiste questo collegamento nello spazio?

Non lo posso spiegare. Ma porto un esempio. Una giovane donna aveva fatto un tentativo di suicidio ed è sopravvissuta. Noi abbiamo messo in scena la famiglia e scoperto che in realtà era sua madre che voleva suicidarsi. Il padre della madre si era annegato.

Lei dice che la ragazza aveva tentato il suicidio al posto della madre, che a sua volta voleva seguire il proprio padre?

Sì. Abbiamo poi incluso nella costellazione questo padre e lo abbiamo messo vicino alla madre. La soluzione è stata che la madre si è appoggiata al proprio padre e ha detto alla figlia: "Io rimango".

Il padre della paziente l'aveva accompagnata al corso ed era presente nella stanza. La madre era rimasta a casa in Germania. La messa in scena ebbe luogo una domenica mattina, in Svizzera. Quella domenica, nello stesso momento in cui si stava mettendo in scena la costellazione, la madre stava passeggiando con il suo cane ed era giunta al ponte che portava di là del fiume nel quale suo padre si era annegato. Ogni volta che arrivava a questo ponte lei andava ad appoggiarsi al parapetto di sinistra, guardava contro corrente verso il luogo dove il padre era morto, e diceva una preghiera per lui. Quella domenica mattina era dunque di nuovo sul ponte, e stava per dire la sua preghiera. A quel punto si sentì prendere per la spalla e spingere verso la parte opposta. Qui fu pervasa da un gran senso di gioia, che non riusciva a spiegarsi. La sua testa venne girata nella direzione della corrente e improvvisamente lei ebbe la sensazione di poter nuotare con il flusso della vita. Prima, in famiglia, aveva spesso minacciato di suicidarsi. D'un tratto questo impulso era sparito.

Qualcosa aveva avuto quindi un tale effetto da superare la distanza spaziale, senza che la donna sapesse nulla della rappresentazione.

Le rappresentazioni hanno dunque effetto sulle famiglie anche se non se ne parla. Sono connessioni misteriose.

D'altro canto, le rappresentazioni possono mettere in evidenza qualcosa che riguarda le famiglie, anche se queste sono lontane. Anche un terapeuta può mettere in scena una famiglia, senza che uno dei suoi membri sia presente.

Un esempio: in una rivista era descritto il caso di una figlia schizofrenica, e si supponeva che le psicosi potessero derivare da segreti di famiglia. Appena lessi ciò, ebbi l'impressione che la donna fosse diventata schizofrenica perché due persone nella famiglia d'origine erano morte giovani. Ho pregato Gunthard Weber di rappresentare questa famiglia in un gruppo. Lui non la conosceva, e al gruppo non venne detto di quale famiglia si trattasse. Appena entrata in scena, la donna che rappresentava la figlia schizofrenica si sentì pazza. Era completamente confusa. Abbiamo quindi fatto entrare le rappresentanti delle due persone morte che pensavamo giocassero un ruolo importante. L'una era una sorella della madre della ragazza schizofrenica e l'altra era un'altra figlia, dunque una sorella della paziente. Entrambe erano morte giovani. Non appena queste due persone vennero messe in scena, la rappresentante della paziente si sentì di nuovo completamente normale.

Questo sembra magia, o come un esempio dei campi morfogenetici di Rupert Sheldrake. Si può spiegare l'ef-

fetto delle rappresentazioni familiari in questo modo?[3]

Queste teorie in realtà proprio non m'interessano. Posso vedere con i miei occhi che questo esiste. Spiegazioni supplementari non apportano niente al lavoro pratico. Molti vogliono farsi un'idea di come sia possibile che avvengano cose del genere. Io non ho bisogno di simili spiegazioni per poter lavorare.

Ma la questione era di nuovo un'altra. Parlavamo della messa in scena come rituale. La mia immagine è: se lascio che a ogni essere umano crescano delle radici fino al centro della terra, allora egli entra in contatto con l'essenza umana in sé, e per questo può nutrire sentimenti che non sono i suoi. Questa essenza, come dire, cresce verso di lui da una base originaria.

Questo è troppo per me. Io mi attengo a quello che vedo. La famiglia è costituita da più persone che stanno nello spazio in rapporti ben precisi fra loro. Se qualcuno mette in scena la sua famiglia in modo corretto, riporta nello spazio ciò che succede al suo

[3] La teoria dei campi morfogenetici è stata proposta dal biologo inglese Rupert Sheldrake, il quale afferma che un'eredità non viene trasmessa solo tramite i geni, ma anche grazie ai campi morfici. Tramite questi campi sussiste una sorta di memoria collettiva di ogni specie. Il campo si arricchisce attraverso ogni individuo della sua specie. A sua volta ogni individuo è collegato a questa memoria e ne è arricchito. Secondo Sheldrake, come esistono i campi elettromagnetici, così esistono i campi morfici. Un esempio: a Southampton alcune specie di cince scoprirono come nutrirsi con il latte. Impararono a strappare i coperchi delle bottiglie con il becco, e a bere fin dove riuscivano ad arrivare. Col passare del tempo, anche le cince di altre località iniziarono a bere il latte in questo modo. Durante la guerra il latte non si trovava più. Ciononostante le cince del dopoguerra, che non potevano averlo mai imparato, ripresero immediatamente a rubare il latte. Con ciò Sheldrake vuol dire che si ereditano talenti tramite la memoria collettiva del campo morfogenetico di una specie.

interno e coloro che la rappresentano non sono più nel loro sistema familiare, bensì in un altro. Possono allora percepire con esattezza cosa accade in questo sistema.

Spesso si può dire fin dall'inizio se qualcuno ha messo correttamente in scena la sua famiglia oppure no.

Lei riesce a dirlo?

Immediatamente. Recentemente dissi a una donna che aveva messo in scena la sua famiglia: "Non l'hai messa in scena correttamente. L'hai già fatto una volta?". Disse: "Sì". Le chiesi: "Era così come l'hai configurata adesso?". Disse: "Sì". Le ho quindi fatto rimettere in scena la famiglia in stato di completo raccoglimento. Allora l'ha rappresentata in modo totalmente diverso.

Come fa a valutare se una rappresentazione è corretta o meno?

Io vedo il sistema. Se qualcuno parla di sé, ho una certa immagine del suo sistema, anche se non molto chiara. Se egli devia da quest'immagine, me ne accorgo subito. È come sentire una stonatura.

Sarebbe come quando la gente dice di vedere l'aura delle persone. Lei percepisce l'aura del sistema?

Questo è di nuovo troppo. Quando lavoro con qualcuno, non sono nell'io, non penso. Uso le facoltà percettive dell'anima e ho un fiuto approssimativo: sento se c'è o non c'è sintonia. È tutto un po' sfocato, non è mai completamente chiaro. Ma seguendo questo fiuto posso lavorare.

L'ampiezza

Qui si tratta di guardare, non di osservare?

Una volta ho rappresentato la differenza tra l'io e il sé con un movimento. Raggiungo l'io se, dopo aver messo le mani in basso e ampiamente in fuori, le porto verso l'alto finché si congiungono in punta. Raggiungo il sé con il movimento inverso, dalla punta in alto verso l'ampiezza in basso.

Dal suo movimento direi: osservare è focalizzarsi su di un punto. Percepire significa invece guardare nell'ampiezza dello spazio.

Esattamente. Focalizzando vedo i dettagli, ma non posso vedere l'insieme. Un ricercatore che osserva l'albero come ricercatore, non può percepire l'albero come albero. Vede i dettagli. Un pittore invece vede il tutto. O un poeta. Così io tratto le persone sistemicamente. Non osservo la singola persona, ma la vedo come intessuta in un sistema di riferimento.

Alcuni dicono: Hellinger ha un tono pastorale. Ha forse a che fare con questo modo di guardare?

Forse. Una donna una volta mi ha scritto: "Lei non parla all'io, lei parla all'anima".

L'anima ha un collegamento più ampio. Così a volte mi capita di vedere improvvisamente dove sta la soluzione e di vedere connessioni che non si possono dedurre.

Per esempio, ho constatato che nella nostra cultura chi porta la barba ha una madre che disprezza il padre e si ritiene migliore. E la stessa cosa accadeva al padre del padre. Ognuno può verificare per conto suo quanto questo sia vero. Oppure, chi è particolarmente attratto dalla fiaba del "felice Gianni", spesso ha un nonno che ha perso un capitale. Oppure può anche darsi che si instauri la dinamica: "Lo faccio io, al posto tuo" o "Ti seguo nella morte".

Torniamo ancora una volta alla questione del rituale. La sua terapia segue uno schema piuttosto fisso, sia per come si svolge ogni singolo caso, sia per il fatto che ci sono una trentina di frasi risolutive standard.

Sono tutte frasi che variano a seconda del caso con cui lavoro. Se ci si limita a dire queste frasi, allora non si è in contatto. Per questo non si tratta di un rituale dove tutto si svolge sempre alla stessa maniera. È un rito adattato a ogni situazione specifica. Il punto essenziale è sempre questo: è efficace oppure no? Quale parola va bene qui, quale no? Questo devo verificarlo ogni volta ex novo.

Ogni rappresentazione varia. Non esistono due rappresentazioni uguali. Questo rito nasce dall'interazione del momento. Non è ripetibile.

Il raccoglimento interiore

Lei una volta ha detto: "Ciò che uno racconta al terapeuta serve a schermarsi". Quanto deve sapere il terapeuta sul suo cliente?

Ai fini della terapia non devo per esempio sapere come sono i genitori. Se qualcuno mi racconta qualcosa su di loro, allora è come se una rete d'immagini e interpretazioni si ponesse intorno a me, impedendomi uno sguardo semplice sui genitori. Ciò che devo sapere, sono solo avvenimenti come se: sono sposati, ci sono fratelli, sorelle, qualcuno è morto, qualcuno è stato escluso? Devo anche sapere se ci sono state malattie o incidenti. Oppure, per esempio, se un componente della famiglia era alcolizzato. Di più non mi serve.

Per il procedimento sistemico questo basta. Lo sosterrebbe anche in generale? Questa sarebbe una forma di terapia de-individualizzata. La sua terapia non è diretta individualmente alla persona. Lei chiede, infatti, informazioni su avvenimenti che possono essere accaduti anche ad altri. Nella rappresentazione familiare l'unica nota individuale è come il paziente vede il proprio sistema.

Proprio questo, invece, non è individuale. Se il paziente dovesse mettere in scena in base all'immagine che si è fatto, sarebbe un atto individuale. Ma io pretendo che lui metta in scena in uno stato di totale raccoglimento e che l'immagine scaturisca dall'azione. Non è quindi un'immagine prestabilita, ma qualcosa che emerge improvvisamente dal suo inconscio. Lui stesso poi si meraviglia del risultato.

Ma l'inconscio è anche qualcosa di individuale? O per lei l'individualità è solo l'io?

Quest'inconscio non è quello individuale. Il cliente percepisce qualcosa, che vale anche al di là della sua persona. Se un altro famigliare mettesse in scena la sua famiglia in uno stato di raccoglimento, il quadro finale non presenterebbe grandi differenze.

Poco tempo fa ebbi un caso del genere: un uomo mise in scena il suo sistema. Dopodiché sua moglie lo mise in scena in un modo completamente diverso. Ma in entrambe le rappresentazioni i sentimenti dei partecipanti erano esattamente gli stessi. Ci sono naturalmente anche falsificazioni nelle rappresentazioni. Se due configurano lo stesso sistema, si può subito distinguere quale dei due è più vicino alla verità e chi falsifica il quadro per via di uno scopo personale o un desiderio. In ogni modo, non è la precisione nel dettaglio che conta.

Non c'è niente di individuale nelle rappresentazioni?

È diverso se uno dice: "Adesso metto in scena", in base a un'idea, o se agisce in sintonia con la sua anima. Nel primo caso è il paziente che agisce, nel secondo è guidato dalla sua anima. L'anima va oltre l'individuo, include un campo molto più ampio.

Alcuni dicono: "Hellinger non guarda per niente al singolo, non vede l'individuo, non ne vuol sapere dei problemi particolari dei singoli". Non è che per via di presunti ordini lei tratti le persone in modo troppo generico, facendo, come dire, "di ogni erba un fascio"?

Quando qualcuno mi racconta un problema, mi dà un'interpretazione di sé, della sua famiglia e della sua situazione. Per essere precisi, m'invita ad assumere il suo punto di vista. Mi illustra i suoi problemi, affinché io trovi una soluzione che corrisponda esattamente a ciò che lui proietta nei suoi problemi. Mi inchioda dunque fin dall'inizio. In fondo, lui non ha neanche bisogno di me. Vorrebbe fare di me l'esecutore di ciò che ritiene sia la soluzione. Questo non lo permetto. Mi riservo la libertà di guardare con i miei occhi.

Anche lui vede dalla rappresentazione come stanno le cose, indipendentemente dall'idea che fino a quel momento si era fatto della situazione. È lui che mette in scena la sua famiglia, non io. E con ciò spesso vengono alla luce delle cose che non sarebbero mai emerse.

Come vengono viste queste cose al di fuori dalle rappresentazioni familiari? Per esempio, nella terapia della Gestalt si dà molta importanza all'esperienza individuale. Non è un po' troppo semplicistico affermare che il paziente obbliga il terapeuta ad assumere il suo punto di vista? Naturalmente, si raccontano molte cose in terapia, ma l'importante è sempre imparare a sentire invece che pensare, imparare a sperimentare invece che teorizzare. Vale anche in generale la sua affermazione: "Ciò che racconta il paziente, serve alla difesa?".

Detto così, è molto provocatorio. Naturalmente così non vale. Il paziente cerca aiuto. Ma molte volte viene anche perché cerca conferme. Allora guardo oltre il paziente. Non lo guardo neanche, in senso stretto. Guardo la sua famiglia, la situazione dalla quale proviene. Se ho grosse difficoltà con qualcuno, m'immagino che abbia quattro anni e mi chiedo: "Che cos'è successo allora, che lo ha fatto diventare così?". Dopo di che ho subito tutto un altro quadro di lui, e sono più vicino all'essenziale che non quando ascolto quello che mi dice.

Per quanto riguarda ciò che fanno gli altri, non voglio fare di ogni erba un fascio. Io descrivo qualcosa che si è dimostrato utile per il mio modo di lavorare. Cosa fanno gli altri, in fondo non mi riguarda.

Quando lei dice: io guardo oltre il paziente, ha un tono molto provocatorio. M'immagino di venire da lei, sapendo che guarderà oltre me... non vuole neanche vedermi!

Se vedo qualcuno nel contesto della sua famiglia, con padre, madre, fratelli, sorelle e defunti, percepisco di più riguardo a lui, molto di più. Guardo a qualcosa di più grande e così facendo, lo vedo in modo più completo.

Quando lei dice di guardare oltre, allora vuol dire che non si lascia influenzare dal flusso di parole: "Mio padre ha sempre preteso questo e questo, mia madre era depressiva e non mi ha amato... Io ho sofferto perché mio fratello è sempre stato viziato...".

Tutte queste frasi non le avrei neanche ascoltate. Mi provocano proprio un dolore fisico. Avrei interrotto prima. Mi regolo secondo il mio star bene. Ciò che mi fa star male fisicamente, non può essere rilevante, per dirla in modo molto provocatorio.

Sembra quasi arrogante.

Quando lavoro in un gruppo, mi rendo conto che anche agli altri succede così. Non è un criterio che vale solo per me, perché se in un gruppo qualcuno parla in quel modo tutti diventano inquieti. Incominciano a sbadigliare, a stiracchiarsi o a parlare. Anche a loro fa male, e reagiscono assumendo un atteggiamento di difesa. Il mio comportamento non ha dunque niente di dispotico.

Capitolo 10

Gli ordini si scoprono

Esperienza, libertà, ideologia

Lei ha un concetto tutto speciale di "ordine". Questo solleva spesso delle incomprensioni. Fa pensare a "ordinato", un canone regolamentare fisso, che limita l'autonomia del singolo. Ha un suono patriarcale che certo non fa pensare alla libertà. Che cosa intende lei quando parla di "ordine"?

Quando qualcosa si è messo in ordine, si prova una sensazione di sollievo, di pace, di possibilità di fare qualcosa in comune. Questo è il significato della semplice frase: "Si mette in ordine". Improvvisamente ci si sente sollevati. Gli ordini si scoprono, non si inventano. Io li trovo mettendo in scena la famiglia.

Lo stesso diritto d'appartenenza

Può fare degli esempi riguardo a questi ordini? Funzionano secondo certe regole?

Sì, chi ha fatto molte rappresentazioni può vedere cosa appartiene all'ordine. Per esempio, che ogni membro della famiglia ha lo stesso diritto d'appartenenza. Questo è un ordine fondamentale: chi appartiene a una famiglia, ha anche il diritto di appartenervi, e cioè lo stesso diritto di tutti gli altri. Questo è un bell'ordine. Non può portare che bene.

Quando parlo di quest'ordine, non mi regolo secondo una dottrina, per esempio il cristianesimo, che neanche ne fa menzione. Io ne parlo soltanto perché nelle costellazioni familiari questo ordine diventa palese, anche nei suoi effetti. Se gli ordini vengono rispettati, generano del bene. Ognuno può sperimentarlo e verificarlo su se stesso. Quando invece questi ordini non vengono rispettati, le persone entrano in crisi o si ammalano.

Porto un esempio. Se in una famiglia c'era un omosessuale che è stato disprezzato ed escluso, e questo poi riottiene il suo posto, tutti si sentono sollevati. Se rimane escluso, in seguito verrà imitato da qualcun altro, senza che questi se ne accorga. Quest'ordine agisce indipendentemente dal fatto che lo conosciamo o lo riconosciamo.

Da questo nesso empirico lei trae però delle specie di regole comportamentali.

Esistono delle tendenze o attitudini comportamentali che sono al servizio dell'ordine, e altre che lo disturbano. Lo scopo della terapia è allora di rimettere in ordine quel che è stato messo in disordine.

Se, per esempio, una donna è morta durante il parto, o se molti membri di una famiglia sono morti, ciò causa paura nel sistema. Così forse si preferisce non prendere in considerazione questi morti, e si cerca di dimenticarli. Nessuno è moralmente cattivo o colpevole, eppure tale atteggiamento ha effetti tragici. Lo si nota molto bene quando si mette in scena una famiglia dove questo accade. Viceversa, si può notare che quando si rispetta la dignità dei morti e si assegna loro un posto d'onore, ciò provoca effetti benefici.

Il diritto al proprio destino

A quest'ordine appartiene anche l'obbligo di confidare che ognuno sia in grado di sostenere il proprio destino.

Se in una famiglia il padre o la madre vogliono morire perché i loro fratelli o sorelle sono morti, succede che i figli abbiano l'impulso di sbarrare loro la strada e di morire al posto loro. Questa però è una violazione dell'ordine. I figli si arrogano il diritto di far qualcosa che non rientra nelle loro responsabilità. Anche se non si può dire che per questo siano colpevoli – lo fanno per amore – la loro interferenza ha delle conseguenze negative per tutti. Un tale sistema si rimette in ordine solo se i figli lasciano andare il padre o la madre, per quanto ciò possa essere difficile. Questo fa parte del "porgere i rispetti". È poi anche più probabile che i genitori rimangano se nessuno sbarra loro la strada, piuttosto che se qualcuno li vuole trattenere.

La priorità

Altri ordini hanno a che fare con la priorità. Per esempio, i genitori vengono prima dei figli, e la loro relazione di coppia ha la precedenza sull'essere genitori.

Che cosa vuol dire "i genitori vengono prima dei figli"?

I genitori devono stare al primo posto nella gerarchia familiare, e pretendere che ciò venga rispettato dai figli. Solo così questi si sentono in ordine. Se invece i genitori non fanno valere la loro autorità di superiori, cercando, per esempio, di mettersi al livello dei figli con un atteggiamento cameratesco, questi ne risentono, perché così diventano insicuri e non liberi.

Rientra nell'ordine anche il fatto che determinate azioni hanno delle conseguenze che non si possono evitare. Molti immaginano, invece, che una cattiva azione possa essere annullata, magari con una terapia. Ma lavorando con malati gravi si può scoprire che ci sono azioni che non possono più essere annullate. Fa parte dell'ordine confidare nella capacità di ognuno di accettarne le conseguenze, senza pretendere sconti dal destino. Se una persona le accetta, acquista una dignità che prima non aveva.

Quali sono le cattive azioni che non si possono annullare?

Per esempio un aborto, o se qualcuno ha fatto andare in prigione il proprio padre. Allora l'unica cosa che rimane da fare è affrontare la colpa e le sue conseguenze. Qualche volta vedo dalla reazione dei pazienti che qualcosa non può più essere annullato, per esempio, che uno preferisce morire piuttosto che onorare il padre o la madre. Allora glielo dico, ma come provvedimento terapeutico, e non perché effettivamente non si possa più mettere a posto niente. Lo metto a confronto con la serietà della situazione, per avere così ancora una possibilità di raggiungerlo.

Sembra crudele.

Sì, ma tutto il resto sarebbe come chiudere gli occhi, secondo il motto: non deve essere ciò che è. In questo caso io e lui adatteremmo la realtà a quel che ci sembra più comodo, invece di affrontarla. Ma i cambiamenti avvengono soltanto se si guarda in faccia la realtà.

Capitolo 11

Si può sempre contare sull'amore del figlio

Terapia e famiglia

Come si colloca lei, come terapeuta, in una società laica, dove i preti perdono il loro ruolo di curatori d'anime e la loro autorità?

Per me è importante aiutare le persone a risolvere conflitti, e portarle in contatto con le forze guaritrici della loro famiglia. In fondo questa non è solo terapia, ma un servizio alla riconciliazione. In questo senso sono anche un curatore di anime. Mi sento piuttosto un insegnante. Il concetto di terapeuta non mi tocca più di tanto.

Perché non la tocca più di tanto il concetto di "terapeuta"? Lei conosce, dalla sua storia, il terreno del curatore di anime, e conosce anche il terreno del terapeuta, perché ci sono stati dei terapeuti che l'hanno presa in terapia e istruita. Adesso lei sta a metà strada tra questi due gruppi?

Al concetto di terapeuta collego l'idea del fare, di occuparmi di qualcosa che è sotto il mio controllo. Il mio rispetto per il destino e per le forze che agiscono è troppo grande per potermi ritenere in grado di intervenire e attuare qualcosa.

Posso capire questa avversione contro il fare, in relazione alla psicoterapia tradizionale. Nel frattempo, però, hanno preso piede tante altre scuole terapeutiche, che si riconoscono piuttosto nella funzione di "levatrice" nei confronti della guarigione delle ferite, e danno alle persone lo spazio per poter diventare sane.

Non arrivo fin là. In fondo mi alleo con i genitori o le persone alle quali è stata arrecata un'ingiustizia, e li metto in gioco. La forza guaritrice proviene da loro, non da me. Io sono contro quei terapeuti che si intromettono, invadono il sistema, lo sconvolgono con la loro arroganza, ostacolando in questo modo la forza guaritrice. Di più non faccio.

Mi riterrei piuttosto un terapeuta di famiglia, poiché aiuto un sistema a trovare la sua via e il suo ordine.

Da dove ricava la certezza che questo sistema trova il suo ordine?

I sistemi familiari hanno una tale forza e un tale potere coesivo e muovono così profondamente l'animo di tutti, indipendentemente dal loro comportamento, che confido completamente in essi. La famiglia dà la vita al singolo, che da essa proviene con tutte le sue possibilità e tutti i suoi limiti. Tramite la famiglia giunge in un determinato popolo, in un determinato paesaggio, e viene coinvolto in determinati destini e deve seguirli.

Non c'è niente di più forte della famiglia. Se intervengo senza tenerne conto, disturbo l'ordine. Per questo, entro nella famiglia tenendola in gran considerazione. So onorare i genitori, poiché per me essere genitori è qualcosa di talmente grande che, come terapeuta, non mi metterei mai contro di loro.

Per me è inammissibile sobillare qualcuno contro i propri genitori, come si fa in alcune terapie, affinché ci si liberi di loro. È assurdo, secondo me, fare una cosa del genere. Come può un individuo liberarsi dai propri genitori? Lui è i suoi genitori.

Quando lei afferma che la famiglia è il legame più profondo che tenga unita l'umanità non dice nulla che sia in contrasto con ciò che sta alla base della psicoterapia classica: la famiglia vista come il legame più forte e nello stesso tempo la fonte prima di ogni malattia, nevrosi e sofferenza psichica.

La via della psicoterapia è la liberazione, la guarigione delle ferite. La differenza starebbe allora nel modo di guarire queste ferite? Cercando di delimitarsi, di liberarsi dai genitori, si misconosce, secondo lei, questo legame elementare?

È evidente che siamo legati alla famiglia e ai suoi destini. E sono d'accordo con lei, nel riconoscere che da questo legame proviene anche molta sofferenza. Ma la mia conclusione è un'altra.

Alcune scuole terapeutiche dicono che il singolo debba liberarsi dalla famiglia, oppure mettersi contro di essa o combatterla, per diventare sano. Ci sono anche esercizi con i quali si stimola il paziente a scatenarsi con l'immaginazione, con frasi del tipo: "Uccidi i tuoi genitori", o: "Colpiscili", o: "Sfoga la tua rabbia contro di loro". Questo per me è ridicolo, poiché l'unico effetto di simili esercizi è che, in seguito, il paziente si punirà per questo.

Il terapeuta si comporta come se fosse un padre o una madre migliore per il paziente, il che già di per sé è assurdo. Se, però, si tratta di prendere una decisione o di fare dei sacrifici per assistere figli malati, allora si ha bisogno dei genitori veri. È facile fare grandi discorsi in terapia, ma convivere con persone difficili e condividere il loro destino è una cosa completamente diversa.

La famiglia fa ammalare non perché le persone che la compongono siano cattive, ma perché in essa agiscono dei destini che coinvolgono, toccano e influenzano tutti. Questo inizia con i genitori, che a loro volta hanno i loro genitori e provengono ciascuno da famiglie con i propri destini. Tutto ciò si fa sentire anche nella nuova famiglia. Il legame fa in modo che si portino i destini insieme. E se in famiglia è accaduto qualcosa di brutto, si instaura per generazioni l'esigenza di compensarlo.

Entra qui in gioco una specie di coscienza della stirpe?

Chiamiamola pure coscienza della stirpe. Esiste una forza, un'istanza, che fa in modo che tutto sia incentrato sulla tendenza alla compensazione. Per esempio, fare in modo che gli esclusi siano di nuovo inclusi, che ognuno si assuma la responsabilità delle proprie azioni, o che le conseguenze della colpa non si ripercuotano dai genitori sui figli e sui nipoti.

Se comprendo ciò, questa istanza mi può aiutare a mettere in ordine il sistema, il che riscatta i suoi componenti da questi tragici destini o perlomeno ne attenua gli effetti. Allora tutti possono trarre un respiro di sollievo. Le forze buone sono di nuovo in azione e agiscono in senso liberatorio.

Se la famiglia è messa a posto in questo modo, il singolo può tranquillamente andarsene. Allora ha la forza della famiglia alle spalle. Solo quando il legame con la famiglia è riconosciuto e la responsabilità viene chiaramente vista e suddivisa, il singolo si sente sollevato e può proseguire il suo speciale cammino, senza che il passato lo opprima e se lo riprenda.

In tale modo lei limita considerevolmente l'affermazione: "La famiglia fa ammalare".

L'amore nella famiglia rende sia ammalati che sani. Non è la famiglia che fa ammalare, ma è la profondità del legame e l'esigenza di compensazione che nelle famiglie può causare delle malattie. Se si porta alla luce questo fatto, lo stesso amore e la stessa esigenza di compensazione portati a un livello superiore possono influire positivamente sulle malattie, guarendole. Dire semplicemente: la famiglia fa ammalare, sarebbe una meschina condanna della famiglia.

Lei non permette alcuna critica della famiglia.

No, è ingiusto biasimarla. Le sofferenze nelle famiglie non s'instaurano perché la famiglia esiste. Com'è la famiglia, così è la vita. La nostra vita inizia nella famiglia e la questione è: come può il singolo, su questa base, organizzare la sua vita in modo da potersi sviluppare?

Torniamo ancora una volta alle scuole di terapia. Ogni tanto ho l'impressione che lei abbia un atteggiamento critico nei confronti dei suoi colleghi. Ma ultimamente il mercato della terapia si è molto esteso. La classica scuola freudiana con il paziente sul lettino e l'analista fuori vista, è solo una piccola parte di esso. Esiste ogni sorta di tentativi per mettere in moto le forze guaritrici tramite l'intervento terapeutico. Terapia con la musica, il colore, il corpo, la comunicazione, la danza, l'ipnosi, il respiro ecc. Sarebbe certamente ingiusto sottovalutare queste terapie.

Non ci penso neanche, visto che io stesso ho tratto grandi vantaggi dalla psicoterapia. La psicoterapia sta anche crescendo con l'esperienza.

Le scoperte di Freud sono, ancora oggi, basilari. Ma nel frattempo, per molti aspetti, si sono fatti dei grandi passi avanti. Non ci si può limitare ai suoi metodi, anche se non sono da sottovalutare. Essi sono tuttora la base e l'inizio della psicoterapia.

Molte terapie si concentrano su ambiti parziali e trasmettono nuove esperienze, espandono la consapevolezza. Le terapie del corpo, come per esempio la bioenergetica, partono dal presupposto che molti disturbi provocano tensioni muscolari, e che queste si possono sciogliere. Così facendo, si entra in contatto con dei sentimenti profondi – anche con l'amore per la propria famiglia. Questo alleggerisce, rilassa, libera nuove energie.

Ma i problemi di fondo sono comunque legati alla famiglia. Per essere più precisi, essi sono dovuti al fatto che il singolo, qualunque cosa esprima verso l'esterno, nel suo essere più profondo è fedele alla sua famiglia. Questo amore profondo va riconosciuto. Oggigiorno, però, se qualcuno afferma di amare la propria famiglia, viene subito visto con sospetto e messo in difficoltà.

Lei intende dire che in terapia c'è piuttosto la tendenza a insegnare a distinguersi dai genitori, dalla famiglia. Dunque libertà tramite delimitazione dai genitori?

Così mi sembra. Ma l'amore veramente profondo non permette che qualcuno si metta permanentemente contro la sua famiglia. Per questo, chi combatte il proprio padre, diventa inevitabilmente come lui. E chi combatte la propria madre, diventa inevitabilmente come lei. A questo proposito c'è un bel detto di Maometto: "Se qualcuno accusa di un peccato il proprio fratello, non può morire prima di aver commesso lui stesso quel peccato". Così succede anche a noi, se rifiutiamo in questo modo i nostri genitori.

Molti disturbi e molte malattie hanno la loro origine in questa lotta, perché non si vuole riconoscere il legame. Come terapeuta cerco allora di far valere di nuovo l'amore originario.

L'interruzione del movimento verso la persona amata

Spesso accade che l'amore nei confronti dei genitori sia disturbato, per esempio se il movimento del figlio verso i genitori è stato interrotto molto presto a causa di una permanenza prolungata all'ospedale. Nel figlio questa esperienza è associata a un grande dolore. Egli può dissimulare questo dolore, entrando in opposizione ai genitori. Ma, in fondo, questa opposizione è solo un ricordo della separazione avvenuta quand'era così piccolo. Se considero questo fatto solo in superficie, e vedo dunque solo l'opposizione, non posso essere di alcun aiuto.

È diverso, invece, se ho la consapevolezza che sull'amore si può sempre contare. L'amore è sempre presente, devo solo scoprire dov'è. Se qualcuno è arrabbiato con i suoi genitori, mi chiedo: quando è avvenuta la prima interruzione? Se scopro il punto, aiuto il bambino nel paziente a ritrovare un modo di raggiungere il padre o la madre di allora. Così la lotta cessa, e tutti provano sollievo, anche i genitori. Questi possono di nuovo rivolgersi al figlio e il figlio può di nuovo rivolgersi a loro.

Questo è comunque lo stesso tema della terapia del corpo. Una volta ho assistito a una rappresentazione dell'interruzione del movimento verso la persona amata, inscenata da un terapeuta che era anche un bravo attore. Il bambino ha quattro anni e torna contento dal giardino con le scarpe piene di fango, tiene un fiore in mano e va radioso verso la mamma. Questa sta giusto facendo le pulizie e teme per il pavimento bianco e urla: "Fermo, stai fuori!". Il bambino si spaventa, ha un fremito, alza le spalle. Il terapista ha messo in evidenza in modo impressionante questa postura del corpo. Noi ci siamo tutti messi a ridere, perché era così evidente che nessuno voleva fare del male all'altro, ma che ognuno era solo preso da quello che stava facendo. Così ci ha spiegato come si origina il nostro portamento scorretto, di cui non ci accorgiamo neanche più, perché i muscoli vi si abituano, il che significa che non provocano più dolore, ma nemmeno lasciano più fluire l'energia. Eppure ci costa energia mantenerci in questo stato di spavento, anche se non lo percepiamo più. Naturalmente questo succede soltanto se tali emozioni si ripetono di frequente e la nostra reazione si cristallizza in uno schema di comportamento. Allora camminiamo per tutta la vita tesi, stentatamente, con le spalle in su, la testa incassata, piegati o storti. Se si scioglie la tensione muscolare, torna un'altra volta in risalto lo spavento, e l'energia fluisce di nuovo.

Questa è una bellissima descrizione dell'interruzione del movimento verso la persona amata. Dove il movimento è interrotto, il corpo va indietro e la testa va in su. Il movimento contrario sarebbe: la testa va in giù e le braccia stese in avanti.

Si può affrontare questo trauma in modo puramente fisico, sciogliendo la tensione e portando a termine il movimento. Oppure lascio che il paziente torni intimamente a quel momento e immagini di andare da bambino da sua madre e di darle un fiore. Anche così questo movimento raggiunge la sua meta e pure la tensione si scioglie. Si può dunque vedere che diversi approcci terapeutici mirano allo stesso risultato e anche raggiungono lo stesso risultato.

Un bambino, che ha questo atteggiamento teso, non solo non osa più andare dalla madre, ma avrà più tardi lo stesso atteggiamento nei confronti delle altre persone, e non andrà verso di loro. Ora non potrà mai fare grandi progressi, se si limiterà a esercitarsi ad andare incontro ad altre persone. Deve riprendere il movimento interrotto, proprio al punto in cui c'è stata la prima interruzione, e portarlo alla meta.

Forse il terapista del corpo direbbe: dal momento in cui la tensione e il dolore sono ricordati e si sciolgono, cambia anche il rapporto con i genitori e con le altre persone.

Vorrei far notare qui, che questo comporta un rischio. Il figlio, sul momento, è spaventato o forse anche inorridito o arrabbiato. Ora, se faccio leva solo su questi sentimenti superficiali, senza collegarli all'interruzione del movimento verso la persona amata, favorisco solo l'espressione della parte superficiale, per esempio la rabbia, la disperazione o il dolore. Il figlio, però, voleva mostrare qualcosa alla madre. Posso anche subito assecondare il movimento dell'amore del figlio. Così giungo alla meta prima, che non mettendo a fuoco la rabbia e la disperazione.

Questa è una distinzione importante. Non lavoro con i sentimenti che mi illustra il paziente, ma vedo il processo nel suo insieme e vado a quel primo sentimento da cui è dipeso tutto il resto. Quello è sempre amore. Qui, secondo la mia esperienza, non ci sono eccezioni.

Ciò significa che altre terapie fanno delle deviazioni?

Il terapeuta che lei ha appena descritto, porterà certamente alla meta il movimento interrotto. Ho solo messo in guardia dal pericolo di guardare troppo ai sentimenti superficiali, che affiorano come conseguenza del movimento interrotto. Questi sentimenti non portano ad alcuna soluzione. Essi rinsaldano e rinforzano ancora una volta l'esperienza di allora, invece di riprendere il movimento. O servono a giustificare, per esempio, la separazione dai genitori, invece di andare loro incontro, ancora una volta, con amore.

Pretese morali

Questo riguarda il processo terapeutico. Il proposito di ogni terapia non è forse quello di favorire il processo di maturazione del paziente? Con ciò si intende, in linea di massima, diventare responsabili di se stessi, non accollare a nessun altro la colpa del proprio destino e poter seguire i propri impulsi interiori.

Queste sono pretese morali, che induriscono l'anima. Danno una sensazione di sforzo, in quanto sono sconnesse dalle forze che mi possono aiutare.

Ci sono terapie che pretendono che il paziente sia in un certo modo: "Deve essere individualizzato", dicono alcuni, qualunque cosa ciò significhi, o: "Deve essere adulto", oppure: "Deve riuscire ad avere un io forte". Pensando al significato di queste frasi, uno si chiede se sia all'altezza di queste aspettative, e si sente piccolo e gli vengono dei dubbi. In realtà tutto ciò si sviluppa in modo completamente naturale in famiglia.

All'inizio il bambino è strettamente legato, poi la sua sfera d'azione diventa a mano a mano sempre più ampia. Più avanti, se ha preso tutto quello che può ricevere dalla famiglia, e lo onora, può andarsene completamente rilassato, senza sforzo. Non ha bisogno di prefiggersi di diventare adulto. È adulto.

In realtà non voglio veramente ciò che mi devo prefiggere. Altrimenti non me lo dovrei prefiggere. Il proposito indicherebbe, dunque, che mi manca qualcosa che devo ancora prendere o mettere a posto. Dove si erigono queste esigenze, so che si deve ancora recuperare qualcosa. Allora aiuto il paziente a recuperarla o a risolverla.

Capitolo 12

Il trionfo è la rinuncia al successo

La differenziazione dei sentimenti

Nel suo lavoro, lei parla sempre dell'amore che viene alla luce. Che ne pensa dei sentimenti quali la rabbia, l'odio, l'invidia? Per quanto vedo, nel suo lavoro terapeutico la rabbia non gioca alcun ruolo. Perché non c'è posto per la rabbia?

Io distinguo i sentimenti originari da quelli secondari, che sono sostitutivi di quelli originari. Un sentimento originario è al servizio dell'azione, uno secondario è un sostituto dell'azione. Per cui serve poco lavorare con un sentimento secondario, poiché così si rinforza solo l'ostinazione al non agire.

L'invidia

Ecco la differenza, nel caso dell'invidia. Invidia significa: voler avere, senza pagarne il prezzo. Invece di lavorare con l'invidia, cerco piuttosto di portare il paziente alla decisione di pagare il prezzo intero per il guadagno e il successo.

La rabbia

La situazione è simile con la rabbia. La rabbia originaria nasce nel momento in cui vengo aggredito. Questa rabbia mi dà la forza di difendermi ed è perciò buona. Mi rende capace di agire. Per lo più la rabbia nasce invece solo con l'immaginazione. Allora ci si arrabbia senza agire. Per esempio, nel mio caso ho constatato che se nella mia immaginazione sono arrabbiato con delle persone e mi dico: "Che gente è questa, cosa stanno tramando contro di me", allora so subito che questo sentimento e le supposizioni che stanno dietro sono false. Poiché ogni volta che poi sono andato a esaminare la situazione, scoprivo che la realtà era diversa da quel che mi ero immaginato. La rabbia era provocata solo da un'immagine interna. Questo tipo di rabbia è senza informazione. Si fonda sulla proiezione e sul sospetto e quindi non ha fondamento.

Di solito, la rabbia è piuttosto un sentimento represso. È raro che le persone diventino veramente furiose. Qualche volta la rabbia non si manifesta neanche e s'insinua negli angoli più sbagliati.

La rabbia può anche dipendere dal fatto che non faccio valere un diritto. Se non faccio valere un mio diritto, mi arrabbio. Anche questa rabbia è un sostituto del vero e proprio agire.

Lei ha affermato di non essere a favore dell'idea di sfogare la rabbia nel processo terapeutico. Ma è pur vero che nel processo terapeutico ci sono situazioni in cui le persone imparano a sentire se stesse in questa forza. La rabbia ha anche un'enorme forza.

Spesso è solo una forza apparente. I sentimenti decisivi di sottofondo sono dolore e amore. Invece di affrontare il dolore, può darsi che mi arrabbi. Così per esempio qualcuno durante la terapia si ricorda di essere stato bastonato da piccolo, e quindi si arrabbia con l'aggressore. Quando si arrabbia, non sente il dolore. Ma se dice: "Questo fa molto male", giunge a un altro livello, più raccolto, più potente. Questo va molto più in profondità che quando dice rabbioso: "Questa te la restituisco".

Ci sono persone che prendono il bicchiere dalla credenza e lo scagliano, per sfogare l'impulso: "Come puoi farmi una cosa del genere!". Non capisco che cosa ci sia da ridire su questo. Non elimina certo il dolore, ma esprime direttamente un sentimento.

Posso considerare questo sfogo di rabbia come un'espressione di dolore. Ma con questo sfogo ci si avvicina a un limite molto rischioso. Se lo si oltrepassa solo di un po', tutto è perduto. Ha espresso la sua rabbia, ma non ne consegue niente.

Io distinguo, qui, fra trionfo e successo. Il sentimento che porta al trionfo o alla vittoria si è giocato il successo.

Il trionfo

Dunque: io sono la più nobile.

Io sono la più nobile, tu il porco. Io sono la nobile moglie, tu l'infedele. Tramite il trionfo lei si gioca il partner. Il successo, invece, si ottiene con la rinuncia al trionfo.

Nell'ambiente asiatico non si deve mai giungere al punto di far perdere la faccia a qualcuno. In questo modo, la gente si assicura il successo per il futuro. Se mi comporto in modo tale che l'altro possa salvare la faccia, anche se ha fatto qualcosa di negativo, l'ho conquistato. Rimedierà al suo comportamento come meglio può. Se invece lo avvilisco e lo umilio davanti agli altri, allora l'ho perduto. Di più: me lo sono fatto nemico. Non ho vinto proprio niente. Anche quelli che sono presenti alla scena, sentono un'istintiva esigenza di compensazione. Il trionfo è la rinuncia al successo. Chi trionfa, non ha più seguaci. Questi si rivolgono piuttosto a colui che ha perduto. È un'esigenza irresistibile.

L'odio

Molti sentimenti sono soltanto l'altra faccia dell'amore e del dolore. L'odio è solo l'altro lato dell'amore. Nasce quando qualcuno viene ferito nel suo amore. Se egli esprime il suo odio, si chiude la strada verso l'amore. Ma se dice: "Ti ho molto amato e questo mi fa molto male", allora non c'è più posto per l'odio. Dopo una frase simile è possibile riconciliarsi. Dopo l'odio non è più possibile. Con l'odio uno perde proprio quello che in realtà vorrebbe avere.

La paura

Alcuni affermano che l'opposto dell'amore è la paura.

L'opposto è l'indifferenza. Se una coppia viene da me e afferma che non può più vivere insieme, guardo quanto impegno esiste ancora. Se i partner soffrono ancora, allora c'è ancora impegno e ci sono buone probabilità di riconciliazione. Se non soffrono più, il rapporto è finito. Allora regna l'indifferenza.

Ma torniamo alla paura. È concreta, se ho paura di qualcosa. Per esempio che la madre vada via e che non torni più. I genitori di solito fanno di tutto per evitare che i figli abbiano questa paura. Allora il bambino si sente sicuro.

Ma l'idea di un'educazione senza paura è un'utopia, non esiste. Se qualcuno dice: "I bambini devono essere educati senza essere intimoriti, la chiesa deve essere più libera dalla paura ecc.", io racconto volentieri la storiella della nonna che voleva rendere le fiabe meno terribili per i nipotini. Quando però raccontò ai nipotini le fiabe ripulite, i bambini iniziarono ad avere paura di lei.

La paura è un sentimento che si attacca a qualcosa. Se tolgo tutte le cose a cui la paura si può attaccare, diventa ancora più grande.

È bene guardare attentamente alle situazioni che incutono paura. Se per esempio in famiglia muore il nonno, prenderei il bambino per mano e gli direi: "Il nonno adesso è morto". Toccherei con lui la mano del nonno e direi: "Guarda, la sua mano adesso è fredda. Lo seppelliremo, ma tu potrai sempre ricordarti di lui". Allora il bambino può osservare il morto senza paura.

In terapia spesso guido le persone – eventualmente in trance – ancora una volta al letto di morte e li lascio osservare come giace morto un amato defunto. Io permetterei ai bambini anche di sdraiarsi vicino ai morti. Quando poi si alzano, sono senza paura. Hanno affrontato questa paura.

La paura della morte?

La paura dei morti. In altre situazioni che incutono paura a un bambino, si può guidare il bambino in tale situazione e allo stesso tempo lo si protegge. Così egli impara a gestire queste situazioni.

Nelle relazioni esiste una paura della vicinanza, una paura a entrare in relazione con qualcuno. Da ciò nascono molti problemi sessuali. Per questo mi viene da collegare la paura all'amore.

Sì, questo esiste. La paura della dedizione alla donna è in realtà la più gran paura dell'uomo. Come nella fiaba di quello che se ne andò da casa per imparare ad avere paura. La paura l'ha imparata nel letto, vicino alla donna. Oppure il Sigfrido di Wagner imparò ad avere paura nel momento in cui aprì l'armatura di Brunilde e si accorse che lei era una donna. Questa paura ha a che fare con la profondità della vita e della morte.

Di solito si attribuisce questa paura della dedizione soprattutto agli uomini, ma temo sia ugualmente diffusa anche tra le donne.

A modo suo la sente certamente anche la donna, per esempio Brunilde nei confronti di Sigfrido.

La mia visione è questa: uomo e donna sanno entrambi che l'atto d'amore porta a un legame indissolubile. È una realtà che fa paura, se la si comprende. Non sembra proprio appartenere a questi tempi, ma pare che ci sia un sapere interiore al riguardo.

Per lei "legame" ha lo stesso significato di "relazione"? Poiché questa paura è anche tipica nelle relazioni, no?

"Relazione" è meno che "legame". Spesso evitiamo un legame tramite una relazione. Per esempio se una coppia entra in relazione e se questa è fin dall'inizio qualcosa di passeggero, senza rischio, o se un partner si è fatto precedentemente sterilizzare, allora non s'instaura un legame, anche se è una relazione. D'altro lato si può instaurare un legame anche senza relazione, come nel caso di una violenza sessuale.

Ciò significa che il legame ha a che fare con il concepire bambini?

No, si tratta dell'atto d'amore. Se in quest'atto rimane escluso qualcosa d'essenziale, non si arriva a un legame. Ma si deve essere molto cauti per evitare che qualcuno abbia l'impressione che qui si diano prescrizioni su come debba essere. È osservando i risultati che capisco se si è instaurato un legame.

Lei descrive il legame dal risultato che si evidenzia nell'arco di generazioni e nelle costellazioni familiari?

Sì, questo fa piazza pulita dei malintesi. È descritto dal risultato.

La depressione

Lei ha prima affermato che una persona si punisce da sola, se nella terapia lavora secondo il metodo "Colpisci" o: "Sfoga tutta la tua rabbia contro i genitori". Che cosa intende con questa autopunizione? Come si manifesta?

Una persona così diventa depressa.

Se non lo era già prima. Ci sono tanti che non riescono a far uscire la loro rabbia.

Si ammalano non perché sopprimono la loro rabbia, ma perché sopprimono l'azione che porterebbe alla soluzione. Il solo far uscire la rabbia non ha ancora liberato nessuno. Si deve sempre ancora agire in modo adeguato. Lei dice: "Se non era depresso già da prima". Depresso è di regola solo chi non ha accettato uno dei suoi genitori. Se fa uscire la sua rabbia contro i genitori come descritto sopra, li spinge via un'altra volta. In questo modo la depressione può diventare ancora più profonda.

Ma molti si puniscono semplicemente con l'insuccesso, per esempio nel lavoro oppure nel rapporto di coppia, perdendo la loro posizione o non trovandone una, oppure perdendo il partner o molti soldi.

Questo non significa, però, che chiunque si sia sottoposto a questo tipo di terapia o abbia partecipato a un gruppo del genere abbia insuccesso?

Dipende fino a che punto arriva e quanto seriamente si impegna. Se una persona vuole riuscire a svilupparsi bene, è fondamentale che onori i genitori e rispetti ciò che significa essere genitori e tramandare la vita. E in questo contesto non ha importanza come sono i genitori. Chi osa disprezzare i genitori, sarà costretto a rappresentare nella sua vita proprio quello che disprezza. E così proprio per questo suo disprezzo diventerà come i suoi genitori.

Chi invece rispetta i genitori e li prende nel loro insieme, prenderà tutto ciò che i genitori hanno di buono. Fluirà dentro di lui. La cosa strana in questo caso è che se qualcuno prende nel loro insieme il destino difficile e le debolezze dei propri genitori, queste cose gli verranno risparmiate.

Esiste un libro di Nancy Fryday: Mia madre, me stessa,[1] *che illustra in modo molto plastico ciò che molti conoscono dall'esperienza quotidiana. Improvvisamente si vedono nello specchio come la propria madre. O durante le faccende quotidiane si accorgono di fare proprio ciò che avrebbero sempre voluto fare in modo diverso. Sembra una sorta di coercizione a ripetere sempre gli stessi schemi.*

Sì, quanto più uno rifiuta i propri genitori, tanto più tende a imitarli. Se rifiuta uno dei due – per esempio perché il padre è alcolizzato o la madre ha un figlio illegittimo – si fissa su quello che rifiuta. Allora ciò che i genitori hanno dato di buono non può più essere né

[1] Nancy Fryday, *My Mother / My Self*, 1977 (tr. it. Mondadori, Milano 1980).

visto né preso. Non c'è da meravigliarsi che poi una persona si senta vuota e fondamentalmente depressa.

Non può prendere quello che ha ricevuto?

Esatto. Una particolare forma di rifiuto dei genitori è la pretesa. Se qualcuno avanza pretese su come i genitori debbano essere o cosa debbano fare per lui, egli s'impedisce di prendere l'essenziale.

Accettare e prendere

Potrebbe descrivere in modo più preciso il "prendere"?

Prendere è per me un procedimento fondamentale. Lo distinguo nettamente dall'accettare. Accettare è accondiscendente. Prendere significa: lo prendo proprio così com'è. Questo prendere è umile. È in accordo con i genitori, così come sono. Nel prendere mi accordo anche con me stesso, così come sono. Ciò ha qualcosa di profondamente conciliante, è un giungere alla pace. È oltre ogni giudizio. Non è né buono né cattivo. Chi si vanta dei propri genitori, in realtà non li ha presi. Idealizzando si esclude l'essenziale.

Questo prendere sta dunque oltre ogni ammirazione, idealizzazione o demonizzazione.

Esatto. È molto elementare. I giudizi qui non sono importanti. Chi sa prendere così è a posto con se stesso e con i genitori, e sta sui propri piedi.

Il dolore

Ogni terapia ruota intorno al rapporto con i genitori, intorno al dolore per ciò che non è stato possibile.

"Il dolore per ciò che non è stato possibile." Già questa frase ha un effetto deleterio.

Per questo chiedo ancora una volta: prendere i genitori così come sono, non è anche un processo che per alcune persone richiede del tempo e non si svolge così naturalmente? Avere un padre alcolizzato è un destino duro per un bambino.

Se prova dolore per un padre alcolizzato, non può prenderlo.

Ma il prendere non avviene perché lo decidi con la testa. Il che significa che non è di nessuna utilità sentirsi dire: "Anche se tuo padre è alcolizzato, devi prenderlo così com'è".

No, questo non va. Si arriva a una soluzione solo quando il bambino ama profondamente il proprio padre e dice: "Ti prendo così come sei, come padre". Se prova dolore per com'è suo padre, non può più farlo. Un paziente deve scoprire cosa c'è dietro a questo dolore e superarlo, per poter prendere suo padre. Dire: "Deve sentire il dolore", disturberebbe questo movimento.

È diverso se ci sono state delle circostanze in cui il bambino non è potuto andare dal padre. Se per esempio il padre è morto, allora il dolore riguarda la perdita. Questo è un dolore con amore. Ma il dolore che implica un rifiuto o un disprezzo per i genitori ha un effetto deleterio e rende deboli.

Ma avere un padre alcolizzato implica pure che il bambino perde qualcosa. La possibilità mai realizzata di essere in pace con un padre che viene invece a casa ubriaco e picchia i figli o la moglie.

Ci sono forme di dolore e di rimpianto che implicano che l'altro abbia fatto del male a qualcuno. Ciò ha un effetto deleterio.

Chiunque faccia terapia, arriva al punto in cui è stato ferito. Si arriva inevitabilmente ai rapporti d'infanzia con il padre e con la madre. Ci sono molti bambini che hanno anche sofferto con i loro genitori e che hanno ancora delle ferite che risalgono all'infanzia. Come sono da trattare? Ci devono pur essere dei modi per accedere al dolore che ci si porta dentro e trattarlo come si deve. Non si può semplicemente decidere con la testa: "Li prendo così come sono". Che cosa si fa in questo caso?

Sono passato anch'io attraverso queste considerazioni e questi tentativi di trovare una soluzione. Ma nel frattempo me ne sono allontanato. Sono mossi dall'idea: posso mettere le cose a posto se lascio uscire la rabbia o il dolore. Come se fosse nelle nostre mani la possibilità di mettere a posto le cose in questo modo.

Non intendo mettere a posto le cose, sto piuttosto pensando alla guarigione.

Sentire un profondo dolore insieme con il padre o con la madre: ecco cosa guarisce. Per me questo si esprime dicendo: "Che peccato", semplicemente "che peccato". Non c'è accusa in questo. È semplicemente solo il dolore che si ha in comune.

Abbiamo già parlato dell'interruzione del movimento verso la persona amata. A questo riguardo lei ha detto questo: il paziente è riportato al momento in cui il movimento è stato interrotto.

In questo modo il movimento raggiunge il suo obiettivo e si porta a buon fine qualcosa. Ciononostante a un altro livello sta questo "che peccato", che per tanto tempo non era possibile dire. Questo "che peccato" ha un gran valore. Qui non viene portato via niente. Molto di più, questo "che peccato" è piuttosto una forza vitale, che adesso può agire in senso positivo.

Piuttosto un processo di trasformazione, dunque.

Esatto. Stiamo parlando di esperienze. Per tutte queste esperienze vale il principio che, introducendo un elemento nuovo, è possibile ampliarle e correggerle. Ogni affermazione generalizzata alletta a rinunciare a questo modo faticoso ma preciso di guardare. E così si perde una gran fetta di realtà. Queste affermazioni, invece, servono solo a invogliare a guardare, affinché il singolo abbia sì una direzione, ma impari a osservare in prima persona in modo differenziato.

Capitolo 13

I saccenti si rifiutano di sapere

Del sapere e della percezione

In che modo lei giunge alle sue cognizioni? Ha affermato che ci vorrebbe una nuova educazione.

Io metto in evidenza connessioni che si possono vedere. Questo è il contrario di ideologia. Non avanzo neanche delle pretese. Non dico che si deve tornare alla collettività. Non ho certo queste mire.

Nel mio lavoro con le famiglie noto, per esempio, che esistono determinati ordini. A seconda che si rispettino o meno, si hanno determinati effetti, decisamente inevitabili, e questo lo metto in luce. È un lavoro educativo. Porto alla luce ciò che accade nel profondo di una famiglia.

Altri non vedono queste cose.

Chi va a guardare, le può vedere. Se qualcuno non le vuole vedere, non mi prendo la briga di volerlo convincere. Ma mi difendo se uno mi dice che non esistono, senza andare a guardare in prima persona.

Un esempio: se qualcuno è sposato per la seconda volta, si può vedere che il partner precedente è rappresentato da uno dei suoi figli. Questo figlio assume i sentimenti del partner precedente. Se il partner precedente era una donna, allora una figlia entrerà in rivalità con la madre, senza saperne il perché. Quella figlia instaurerà allora una relazione col padre che corrisponderà piuttosto a quella di una partner. Questo accade sempre quando il partner precedente non è stato valorizzato.

Ora qualcuno può dire che questa è una mia asserzione. Ma invece di confutare ciò che affermo, potrebbe almeno una volta andare a guardare se è proprio così. Se poi vede qualcos'altro, potremmo scambiarci i rispettivi punti di vista, poiché in quel caso avremmo guardato entrambi.

Ma dove deve guardare?

Deve guardare le famiglie in cui ci sono stati dei partner precedenti. Se lascia che quanto accade in queste famiglie agisca su di lui, allora può notare questa dinamica. Essa diventa ancora più evidente quando si mettono in scena le costellazioni familiari.

Le persone con una mentalità razionalistica forse diranno: "Queste sono tutte fesserie. Che cosa sono poi queste costellazioni familiari?".

Poco tempo fa tenni un corso, a cui era stato invitato a vedere le rappresentazioni familiari anche un professore. Egli disse a un mio amico che non aveva bisogno di venirle a vedere, perché sapeva che dovevano essere sbagliate.

Questo fatto mi ricordò quei rappresentanti della chiesa che dissero a Galileo di non aver bisogno di guardare nel cannocchiale, perché già sapevano che le lune di Giove non potevano esistere. I saccenti si rifiutano di sapere.

Ora, anche se dico: "Vedo questi ordini e gli irretimenti con i loro effetti", torna sempre a tormentarmi la sensazione: ma questa persona è spesso così categorica! Se lei afferma di mettere in ordine qualcosa, cosa vuol dire con questo?

Innanzitutto bisogna prendere in considerazione una cosa: faccio queste affermazioni sempre in un contesto concreto. Se qualcuno ha messo in scena la sua famiglia, ha messo improvvisamente in luce qualcosa che prima gli era nascosto. A quel punto faccio naturalmente delle affermazioni sul sistema. A volte queste sono anche molto dure.

Di recente in un corso c'era una donna. Era nata dalla terza relazione di sua madre. La prima figlia era stata affidata alla nonna. Ciò aveva un aspetto strano nella rappresentazione. Il secondo figlio era morto subito dopo la nascita. Improvvisamente vidi che questo bambino era stato ucciso. Le chiesi: "Questo bambino è stato ucciso?". Lei rispose: "Non lo so, ma si parlava sempre del fatto che mia madre volesse uccidere il primo figlio".

Di colpo il tema dell'omicidio in questo sistema si fece fortemente sentire nella stanza. Quando emerge una cosa del genere, fa paura a tutti, molta paura.

Non sostenni che l'omicidio fosse effettivamente accaduto. Ma più tardi venne alla luce che la paziente temeva di essere violenta nei confronti del figlio ancora piccolo, e che anche suo figlio era violento nei suoi confronti. Era una relazione ad altissimo rischio. Allora abbiamo fatto uscire dalla porta la rappresentante della madre e abbiamo messo in gioco i padri. Improvvisamente ci fu pace. La paziente andò dal rappresentante di suo padre, che era morto prematuramente, e poté riconciliarsi con lui. Poi gli presentò il proprio figlioletto, presente pure lui, e lo mise in seguito vicino al relativo padre, dal quale viveva separata. Là il piccolo si sentiva sicuro.

Queste sono situazioni estreme, in cui tutto ciò che si sapeva fino a quel momento non basta e si può solo fare affidamento sulla propria percezione. Se qualcuno mette in dubbio la propria percezione o se teme le conseguenze di ciò che percepisce, può darsi che dica: "Meglio provare qualcos'altro". Ma questo non va.

L'autorità

Allora entro in scena con autorità, ma non in modo autoritario. Infatti non agisco solo in base alla mia comprensione, perché poi anche verifico chiedendo: è proprio così? Se in seguito i pazienti sono risollevati, allora il mio intervento era giustificato.

Per me agire con autorità significa essere capace di compiere qualcosa di cui gli altri hanno bisogno. Ho autorità fintantoché in una situazione posso fare ciò di cui qualcuno ha bisogno. L'autorità si regola secondo il caso di bisogno che si presenta e la capacità di soddisfarlo. Il che significa che quanto più grande è il bisogno dell'altro e la mia capacità di soddisfarlo, tanto più grande è la mia autorità.

Invece se qualcuno reclama autorità senza soddisfare un bisogno, allora è autoritario. Si arroga un'autorità che non ha, perché non è disposto o capace di fare qualcosa che supplisca alle reali necessità.

Il radicamento

Quando abbiamo discusso della necessità o meno della terapia, lei ha affermato che in campagna si risolvono molte cose senza far grandi terapie. La terapia è allora solo un rimedio per le grandi città? Non è questa un'idealizzazione?

Nella psicoterapia vediamo i disturbi e perdiamo

di vista le persone che risolvono naturalmente i loro problemi senza bisogno di terapie.

Per me è come se lei dicesse: in campagna è tutto più a posto.

No, più che altro si tratta di essere connessi con le cose più immediate. È rilevante, per esempio, come ci si pone nei confronti del proprio lavoro. Per questo un apprendista ha spesso un peso specifico dell'anima superiore a uno studente. Un apprendista non può rifugiarsi in teorie o rimandare il proprio futuro: è subito chiamato a subordinarsi a una realtà. Ciò porta a un radicamento.

"Radicamento", cosa significa?

L'oggetto è posto di fronte a noi, e frena. È una realtà che ci obbliga ad adattarci e a subordinarci ai dati di fatto. Così il contadino si adatta alla terra, al tempo, alla stagione o a quel che è. L'artigiano si adegua al materiale da costruzione, agli attrezzi, al progetto. In questo ambito c'è anche spazio per fare qualcosa di creativo, ma il materiale gli pone dei limiti oltre ai quali non può andare. Tutti questi dati di fatto, nel loro insieme, portano alla sintonia con la terra. Chi vive slegato da essi e per esempio non deve guadagnarsi i propri soldi ma si lascia mantenere, non è messo a confronto con la dura realtà.

Esonerando un individuo dal contatto immediato con il reale, lo si estranea non solo dalla terra, ma anche da se stesso.

Capitolo 14

I peccati portano anche del bene

Il lato sovversivo dell'ordine

Chi disturba l'ordine? L'insieme degli eventi che portano alla guerra? Oppure sul piano morale: omosessuali, figli illegittimi di cui non si parla o che vengono dati via, figli falsamente attribuiti al coniuge. Sono casi eccezionali? Faccio queste domande per il seguente motivo: quando affermiamo che questi ordini esistono a prescindere dai concetti morali della società, ciò ha in sé qualcosa di sovversivo. Questo "ordine dell'anima" può, allora, eventualmente mandare a monte degli accordi sociali.

Sì, può farlo. Quando si fa questo genere di lavoro, diventa evidente che gli emarginati devono essere riabilitati. Prendiamo per esempio una donna con cinque figli illegittimi, avuti da cinque uomini diversi. Probabilmente si è moralmente indignati con lei. Ciò che però i moralisti non riescono a capire tanto facilmente, è che spesso i peccati hanno conseguenze positive – per esempio dei figli. Se si mette in scena il sistema di questa donna, si vede che lei ha una forza tutta speciale, che quelli che la giudicano non hanno. Ha affrontato la vita in modo speciale. Ha accettato la sessualità con le sue conseguenze e ha allevato i figli.

D'altro canto: se si prendono attentamente in considerazione i retroscena del comportamento giudicato immorale, si vede che esso è ampiamente connesso con la fedeltà al sistema. Non ci si carica di un tale peso se non si è irretiti nel proprio sistema familiare. Spesso un figlio illegittimo ha un figlio illegittimo a sua volta. È una specie di accordo con la madre. Una specie d'amore e di fedeltà nei suoi confronti.

Fedeltà significa sempre amore o significa anche un legame non sciolto?

Fedeltà significa amore. E significa essere disponibili a portare insieme il destino della famiglia.

Esiste anche la ribellione alla famiglia, per esempio se un figlio si rifiuta di curarsi dei genitori e di accudirli quando sono vecchi. Ciò sarebbe un tradimento di questa fedeltà e di questo legame. Ma non si può rompere la fedeltà.

La fedeltà si manifesta allora nell'autopunizione.

Si rivolta contro. Ma non necessariamente contro chi si comporta così, forse contro i suoi figli. È un fatto che si verifica ripetutamente. I veri colpevoli spesso rimangono impuniti. Ma i figli, o i figli dei figli pagano il conto.

Che cosa significa fedeltà nel rapporto di coppia?

Fedeltà ha qualcosa a che fare con un compito in comune, soprattutto se ci sono figli. L'uno può contare sull'altro, si sta insieme e si allevano i figli insieme. Vista così, la fedeltà è un gran bene. Per coppie che non hanno o non vogliono avere figli non ha lo stesso significato.

Ma attenzione: essere fedeli è spesso la richiesta del bambino alla madre di rimanere.

Anche se è espressa dal partner?

La paura che sta dietro a una simile richiesta, è la paura del bambino di essere abbandonato dalla madre. Se questa richiesta è fatta a un partner, distrugge la relazione. Allora l'altro non è più partner, ma madre. Questo vale in eguale misura sia per l'uomo che per la donna. La richiesta di questa fedeltà non rinforza la relazione, ma la indebolisce.

Definirei la fedeltà tra adulti in questo modo: "Rispettami e dimostrati affidabile nei confronti del nostro agire in comune". Ciò rafforza l'amore e gli conferisce stabilità. Se però uno per esempio dice: "Se te ne vai, mi uccido, perché allora la vita per me non ha più senso", questa è un'incomprensione del rapporto di coppia. I partner sono adulti. Non dipendono l'uno dall'altro come un bambino da sua madre. Se la prospettiva viene spostata in questo modo, l'altro normalmente se ne va, perché è una pretesa impropria.

Ma infedeltà e andarsene sono due cose ben diverse.

Può succedere che, in un rapporto di coppia, ci sia una relazione importante anche con un'altra persona. Anche una relazione sessuale. Non si può condannarla a priori. La vita umana è troppo complessa. Se la fedeltà e l'affidabilità di base nei confronti del partner c'è e rimane, e si vive quest'esperienza aggiuntiva come un arricchimento personale e lo si lascia confluire nel rapporto di coppia, allora può anche avere un effetto benefico.

D'altro canto la fedeltà è ostacolata da un legame non risolto con la famiglia d'origine. Per esempio, una donna che non ha risolto il rapporto con suo padre, cerca oltre al marito anche una figura paterna, e questa è spesso rappresentata da un amante. Non si può condannare questo comportamento. La questione è questa: come si mette a posto una situazione del genere? Sciogliendosi dal padre e accostandosi alla madre. Allora la donna forse non avrà più bisogno dell'amante e potrà rivolgersi completamente al marito come moglie.

Lo stesso vale naturalmente per l'uomo, che è legato a sua madre. Accostandosi al padre, forse non avrà più bisogno di un'altra donna.

Viceversa, se una donna nel matrimonio si comporta come se fosse la madre e cerca di educare il marito, questi probabilmente cercherà oltre alla madre anche un'altra donna. In questo caso l'amante sarà la sua donna mentre la partner sarà la madre. Lo stesso accade alla donna, se ha un marito che le fa da padre. Esistono molte implicazioni, e mettere tutto sotto un comune denominatore di "fedeltà o infedeltà" non rende giustizia alla pienezza della vita.

L'aborto

Che significato ha un aborto, da un punto di vista sistemico?

Se guardo agli effetti, un aborto è sempre profondamente incisivo sia per la donna che per l'uomo. In Cina, dov'è quasi una strategia di sopravvivenza, ha certamente un significato diverso che da noi.

Anche qui l'interruzione di gravidanza delle donne è vista come una strategia di sopravvivenza.

La domanda è se anche l'anima la vede in questo modo. Bisogna distinguere attentamente i pensieri riguardo all'aborto e quanti dei motivi vengono accettati dall'anima. Anche i migliori argomenti non servono se non vengono accettati dall'anima, poiché l'anima segue le sue leggi.

Il primo effetto di un aborto è che di regola il rapporto finisce. Questa è la conseguenza più immediata. Infatti nel bambino viene abortito anche il partner. È come un rituale di separazione: adesso siamo separati, non c'è un futuro per noi come coppia.

Se c'è un dolore comune per ciò che è accaduto, la coppia può anche stare insieme. Entrambi si assumono la colpa e si permettono un nuovo inizio. Ma l'intimità in seguito non è più quella di prima. Anche questo è da prendere in considerazione.

Un altro aspetto è che i partner si puniscono per questo, soprattutto le donne. In seguito rimangono di solito sole, o non si impegnano in un rapporto duraturo.

L'aborto, per esempio negli anni cinquanta, era usato come fosse un metodo anticoncezionale. Ci furono duecentomila aborti illegali. Quasi nessuna donna che io conosca non ha avuto almeno un'interruzione di gravidanza – eppure, nonostante ciò, ha un partner.

Non ne sono così sicuro. Solo se si mette in scena il sistema, si vede quanto l'aborto influisca sulla relazione.

Non voglio giudicarlo moralmente. Ma mi sembra che la cosa più importante per una soluzione sia di separarsi dall'illusione di poter continuare come se non fosse successo. Per quanto riguarda l'aborto si è invece molto diffusa questa idea: il bambino è abortito, e la cosa è risolta. Ben diverso è invece quando qualcuno si decide a farlo, sapendo che ciò può avere conseguenze che perdureranno per tutta la vita. Questo è un atteggiamento serio.

Capitolo 15

Psicocapitalisti della peggior specie

Autorealizzazione, legame, pienezza

Oggigiorno l'autorealizzazione del singolo sta molto in alto nella scala dei valori. All'interno di quelli che lei chiama "ordini dei sistemi familiari" la libertà del singolo esiste, ma non è illimitata. Quale valore attribuisce lei all'autorealizzazione?

Spesso per autorealizzazione s'intende: "Agisco indipendentemente" e "Agisco senza riguardo". Di Fritz Perls esiste una cosiddetta "preghiera della Gestalt" – come si fa a chiamarla preghiera! – il cui senso è questo: "Io faccio le mie cose, tu fai le tue. Come starai dopo, non mi riguarda. Io vado per la mia strada". Qui si rinnegano i legami e si lascia che altri paghino il prezzo di questo atteggiamento. Questi autorealizzatori io li chiamo psicocapitalisti della peggior specie. D'altronde bisogna anche comprendere che con questa autorealizzazione assumono un ruolo da emarginati, che probabilmente è stato loro imposto da un irretimento familiare.

Il fatto che padri o madri di famiglia dicano al proprio partner e ai figli: "Adesso vivo la mia vita, e che ne sarà di voi non mi riguarda", è vissuto dalla famiglia come un crimine, che verrà espiato da un figlio. Quando qualcuno si separa a cuor leggero dalla sua famiglia e si rifiuta di prendersene cura, spesso un bambino muore, o si uccide, o si ammala gravemente. È assurdo che una persona creda di potersi sviluppare indipendentemente dai suoi legami. Basta guardare i cosiddetti autorealizzati. Hanno poco peso.

Da cosa lo nota?

È solo un'immagine, ma indica qualcosa. Si sente quanta forza uno ha. Ci sono per esempio dei terapeuti dai quali tendono ad andare solo i casi semplici. Persone con problemi difficili non andrebbero mai da loro, perché sentono che il terapeuta non ha abbastanza peso d'anima per poter gestire il loro caso. Se un terapeuta così è passato attraverso un grave dolore, improvvisamente si accorge che ora vengono da lui anche altri pazienti. Adesso è in grado di provare un altro tipo di compassione, e i pazienti sentono che ha un maggiore peso d'anima.

Il che significa che ogni terapeuta, nella pratica del suo lavoro, può andare soltanto fin dove lui stesso ha già vissuto o sofferto un processo?

Sì. Questo però dipende anche dall'età. Il peso dell'anima aumenta con gli anni. Il lavoro pesante e profondo in realtà può essere fatto solo da una persona più anziana, che ha vissuto a lungo. I più giovani fanno un lavoro più leggero, cercando per esempio di sviluppare dei talenti.

Aumenta o non aumenta.

Aumenta tramite il compimento dell'ordinario. Chi adempie ai propri compiti quotidiani, così come la vita glieli presenta, acquisisce questo peso d'anima. Chi cerca lo straordinario ha meno peso.

Non è piuttosto categorico da parte sua afferma-

re che le persone autorealizzate hanno uno scarso peso specifico?

Quelle "cosiddette" autorealizzate. La vera e propria realizzazione riesce se qualcuno segue la propria vocazione interiore o adempie il compito speciale per il quale è preso a servizio. Se lo adempie, è realizzata. Questa persona riposa in sé, e ha peso nel campo in cui è competente. Può essere un artigiano, un imprenditore, un contadino, una madre, un padre o un musicista. Non è importante in quale campo sia. Queste persone hanno concretizzato lo scopo della loro vita. Sono pienamente realizzate.

In terapia mi interessa soprattutto aiutare il paziente in questo tipo di autorealizzazione.

Forza e debolezza

Attualmente lei lavora con le costellazioni familiari soprattutto con malati gravi. È sufficiente una seduta?

Poiché si tratta di vita o di morte, non si possono fare programmi di tirocinio a lungo termine. Prendiamo il caso dei malati di cancro. Come posso fare una lunga psicoterapia con qualcuno che si trova di fronte alla morte?

Lo metto innanzitutto in contatto con la gravità della sua malattia, lo lascio guardare in faccia la morte e vedere che per lui la fine è vicina. Poi cerco quali forze guaritrici esistono nella sua famiglia e che cosa deve ancora sistemare. Posso fare questo in una seduta.

Basta quest'unica seduta? Lei lavora si solito con persone che vengono da lei con i loro terapeuti e dunque sono in terapia, no?

Quando lavoro con grandi gruppi, sì. Così, se è necessario, le persone possono ancora essere seguite dai loro terapeuti. Da un altro lato, però, è bene che il paziente non dipenda troppo dal terapeuta. Se ho messo in scena una costellazione con un malato grave, non posso certo dire: "La prossima settimana ci vediamo di nuovo". Poiché così potrebbe contare su di me, mentre io volevo solo metterlo in connessione con le proprie forze e con le forze della sua famiglia. Sarebbe dunque antiterapeutico se facessi di più.

Il che significa che il terapeuta può anche indebolire le forze del paziente.

Sì, certo. Mentre lavoro con qualcuno, il mio criterio principale è questo: lo rinforza o lo indebolisce.

Come vede la forza e la debolezza in una persona?

Esiste una percezione immediata. Qualche volta la verifico con un test di gruppo. Per esempio, se una persona inizia a dire qualcosa, dico "stop" e chiedo ai partecipanti del gruppo: "Se adesso dice qualcosa, ciò la rende più forte o più debole? Qual è la vostra impressione?". Quasi tutti hanno subito la percezione giusta, anche la persona stessa che voleva dire qualcosa.

Questa percezione però non è spiegabile.

No. È un'impressione immediata.

Come l'ha imparata?

Improvvisamente mi fu chiaro che questo è un criterio importante. Ho osservato in me stesso cosa mi rinforza o indebolisce. Mi sono reso conto che ciò che rende deboli impedisce la soluzione. Inoltre, più è breve un intervento, più forza rimane per agire.

Il vantaggio della brevità. Dipende anche dal fatto che con un intervento rapido non vengono messi in risalto i dettagli individuali? C'è naturalmente una certa forza in questa sfocatura, e gli schemi semplici si prestano meglio. Semplificando così le cose, c'è meno rischio di confusione.

Forze di fondo

Qui si tratta di forze di fondo. Forza o debolezza, raccoglimento o dispersione, compimento o volerne sapere di più. Questi sono i movimenti secondo i quali io mi regolo. Il criterio fondamentale è questo: rinforza o indebolisce.

C'entra in qualche modo l'energia?
Sì, non appena vedo che uno è pieno di energia, smetto. Altrimenti l'energia torna a diminuire.

Come verifica l'effetto del suo lavoro? Lei afferma che, di regola, lavora con i malati una volta sola. Questo, poi, è efficace?
Perché dovrei andare a verificare? Se lo facessi, mi comporterei come se il mio intervento fosse decisivo.

Il fattore decisivo non è necessariamente che il paziente guarisca. Io non posso sapere qual è il suo destino. Lo aiuto ad affrontare il suo destino, che affronti per esempio la morte. Posso anche aiutarlo facendo entrare in gioco delle forze guaritrici. Ma non mi sogno neanche di imporre una direzione a queste forze; la sola idea per me è già assurda.

Non le interessa neanche l'aspetto scientifico? Di

recente è stata di nuovo sollevata la questione di quanto in realtà sia scientifica la psicoterapia.

Il più grande effetto si nota nel momento dell'azione, dunque nella terapia stessa: se uno improvvisamente diventa raggiante o se si mostra sollevato. Questo effetto mi basta. Ma come si può provare scientificamente l'effetto di una messa in scena della famiglia, nel caso di malati fisici? Questi pazienti sono anche sotto cura medica ed esposti a numerosissime altre influenze. Se dopo un anno stanno meglio, non lo si può attribuire unicamente alla messa in scena della famiglia.

Torniamo di nuovo al destino. Con il suo modo di procedere, lei scardina il credo psicoterapeutico nel progresso, e cioè che ognuno può cambiare il suo destino e trovare la sua felicità.

Sì, è vero. Questa idea di progresso misconosce la grandezza delle forze in atto. C'è veramente chi afferma che il mondo è fatto male, e che noi siamo chiamati a mettere in ordine ciò che è stato fatto male.

È per questo che lei afferma che la psicoterapia è in declino?

Per me la psicoterapia è piuttosto una cura dell'anima. Io faccio qualcosa per l'anima dell'altro, in modo che entri in contatto con le proprie forze. Ciò ha qualcosa di religioso, di spirituale. Se questo succede e io lo congedo così, egli entra in una pace più profonda con se stesso, si accorda al suo destino e lo porta a termine, qualunque esso sia. Se invece volessi prendere i destini nelle mie mani, sarei in un certo senso uno psicocapitalista anch'io.

Nella psicoterapia esistono però anche altre situazioni, per esempio quando un paziente con una fobia viene trattato con la terapia comportamentale. Allora i provvedimenti mirano a un problema ben preciso, e si può provare scientificamente se hanno successo o meno. In questo caso il terapeuta è uno che fa, e qui il voler fare è legittimo. Ma non è così nel caso dei grandi problemi dove si tratta di vita e di morte, malattie gravi, o colpa.

Una delle sue frasi più importanti è: "La realtà aiuta a crescere".

Sì. La realtà che è stata portata alla luce. Io non faccio niente, porto solo alla luce qualcosa. Per esempio, il fatto che una persona sia gravemente malata, o che si trovi vicino alla morte, oppure che una colpa abbia delle conseguenze nel tempo. Non ho bisogno di litigare con una persona o di convincerla. Fa effetto il solo fatto che queste cose diventino evidenti. Chi si accorda alla realtà che ha riconosciuto, è grande.

Capitolo 16

I figli appartengono ai loro genitori

Sull'adozione e l'incesto

Mi ricordo di un caso in un suo seminario. C'era una donna che aveva adottato due figli. In seguito aveva avuto altri due figli. A un certo punto lei interruppe la sua rappresentazione con il commento: "Chi è stato abbastanza a lungo sulla falsa strada, non può più tornare indietro". Questo ha spaventato molte persone.

Lo spavento viene da una visione diretta della realtà.

Lei ha affermato che le adozioni vanno contro l'ordine. Nella nostra società, però, hanno un importante valore sociale e i genitori adottivi sono tenuti in alta considerazione.

Se qualcuno adotta dei figli perché non ne ha, e vuole in questo modo averne, sconvolge gli ordini. I figli infatti appartengono ai loro genitori. Inoltre secondo me si fa male a dire a una giovane madre: "Prima di abortire, lascia che il bambino venga adottato. Provvederemo noi al necessario".

Si dovrebbe invece dirle: "Stai dalla parte del figlio". Se lei stessa e il padre non sono ancora in grado di occuparsi del bambino, si può aiutarli facendo in modo che il bambino sia accolto dai genitori della madre o del padre. O da qualche parente. Così si può venire incontro alle necessità del momento, e il bambino rimane in famiglia. Ma dare semplicemente via i figli o prenderli senza necessità è un atto che considero profondamente colpevole.

L'adozione è giustificata se i bambini non hanno nessuno. Per esempio, se entrambi i genitori sono morti o se il bambino è stato abbandonato. In questo caso, se qualcuno accoglie il bambino e lo alleva, compie una grande azione, che è anche pienamente giustificata.

Se si adottano invece dei bambini a cuor leggero e li si portano via dai genitori e dai nonni, si commette una grave ingiustizia. Primo, nei confronti del bambino, al quale si tolgono genitori e famiglia. Secondo, nei confronti dei genitori, che sono in uno stato di bisogno e ai quali si sottrae il figlio in questo modo. E terzo, non si riconosce che bisogna aver fiducia nel fatto che ogni persona è in grado di sostenere il proprio destino.

Se, per esempio, un bambino cresce in gran miseria in un paese sottosviluppato e degli estranei gli dicono: "Ti salviamo e ti diamo la possibilità di una vita migliore", allora probabilmente non hanno veramente aiutato il bambino. In questo modo, infatti, non confidano nella sua capacità di sostenere il suo destino nella sua famiglia – il che è proprio ciò che appartiene alla sua grandezza.

Che l'anima dei genitori adottivi percepisca questa forma d'adozione come una colpa, diventa evidente quando capita loro di dover pagare l'adozione con una perdita. A volte, per esempio, muore loro un figlio. Oppure, può succedere che una madre adottiva, se rimane incinta, abortisca il figlio. E così questo viene sacrificato. Molto spesso i matrimoni di genitori adottivi si rompono. In questo caso si sacrifica un partner per il bambino.

Ci sono però anche centinaia e migliaia di casi in cui l'adozione riesce bene. Ci sono molte famiglie adottive e figli adottivi felici.

Quel che dico vale per le adozioni fatte a cuor leggero, quando si vuole avere un bambino per sé invece di stargli vicino in caso di bisogno. Io mi rivolgo contro il cattivo uso dell'adozione.

Se un bambino adottato vede che non trova sostegno nei genitori fisici, può riconoscerli come genitori ma può svilupparsi solo con i genitori adottivi. In questo caso onora sia i suoi genitori che i genitori adottivi. C'è poi anche un'altra cosa da considerare: coloro che hanno adottato un figlio che cresce male – forse anche perché l'hanno adottato a cuor leggero o hanno disprezzato i suoi genitori –, non possono semplicemente lavarsene le mani, ma devono riconoscere che queste sono le conseguenze di una loro colpa, e devono prenderle su di sé.

Ciò significa che per lei l'adozione è fondamentalmente qualcosa da trattare con estrema cautela.

Esatto. Io sono in favore dell'assistenza piuttosto che dell'adozione. L'assistenza ha qualcosa di transitorio.

Ma la paura dei genitori adottivi nei confronti dell'assistenza è proprio che il bambino possa essere loro portato via in ogni momento e che non hanno la sicurezza di averlo.

Se lo assistono bene, hanno la sicurezza di averlo.

Con questo suo modo di considerare l'adozione, da un punto di vista terapeutico, lei si mette contro l'opinione pubblica, secondo la quale è importante il padre sociale, non quello fisico. Allo stesso modo, nel caso d'incesto, lei si mette contro la morale sociale. Ciò provoca tempeste d'indignazione.

Preferirei non parlare di questo argomento, poiché qualunque cosa si dica riguardo all'incesto ci s'imbatte in un vespaio. È naturale che anche per me l'incesto sia un brutto affare. Questo innanzitutto. Solo che io lo vedo in un contesto: quando avviene, in quali circostanze, chi vi è coinvolto? C'è pur sempre un intreccio di relazioni in cui avviene.

Un esempio: in un gruppo una donna raccontò di aver tentato il suicidio, e di aver subìto prima di questo una violenza o una pressione sessuale. Fece questa distinzione. Dunque era piuttosto una pressione sessuale. Presentò il suicidio come conseguenza di questa pressione. Poi disse ancora che da quando aveva undici anni aveva avuto una relazione incestuosa con il padre. Le chiesi di scegliere i rappresentanti per l'uomo accusato di questa pressione e per se stessa, e di metterli in relazione. Lei li posizionò in modo che entrambi si toccassero leggermente con la spalla sinistra, mentre guardavano nella direzione opposta.

La donna che nella rappresentazione era al posto della paziente iniziò a tremare come una foglia. Allora aggiunsi un rappresentante per il padre della paziente, lo collocai a una certa distanza da loro e gli feci osservare la scena. Gli chiesi come stesse quando l'altro uomo stava vicino alla figlia. Lui disse: "Sto meglio".

Quindi misi la figlia vicino al padre. Questa iniziò a respirare affannosamente e si mise di nuovo a tremare. Poi misi in scena anche la madre, davanti al padre, un po' a destra e a una certa distanza da lui. Il padre mise di sua iniziativa il braccio intorno alla figlia, e lei si aggrappò forte forte a lui, con intimo trasporto. Tra padre e figlia iniziò a fluire un'incredibile intensità d'amore. Dissi allora alla figlia di raccogliere le proprie forze, di raddrizzarsi, di guardare la madre e di dirle: "Lo faccio per te e sostengo questo ruolo per te". Dicendo così, la figlia sentì che era vero. Quindi le feci dire al padre: "Ti lascio dalla mamma. Là è il tuo posto. Io sono solo la figlia". Il rappresentante del padre pianse amaramente e disse di sentire un profondo amore per la figlia. Nondimeno gli dissi di dirle: "Mi dispiace. Sostengo io tutto il carico di questa situazione, e ora ti lascio andare con amore". Quando poi la rappresentante della figlia disse di accorgersi quanto amasse suo padre, le feci dire a lui: "Ti ho molto amato e l'ho fatto volentieri per te. Ma adesso mi ritiro". E così fece. Poi disse all'uomo che aveva accusato di aver fatto pressione su di lei: "Ti ho usato. Mi dispiace. Adesso ti lascio andare e mi ritiro da te". Quindi le feci dire anche alla madre: "Mi ritiro da te". Alla fine ognuno stava per conto suo, e la figlia era libera.

Qui non feci accusare nessuno. Ma la colpa era molto chiara.

Di chi? Della madre?

E del padre. Di entrambi. Non so spiegare cos'è accaduto e neanche lo voglio. A me importava arrivare a una soluzione per tutti. Adesso qualcuno potrebbe dire: "Non si può fare una cosa del genere!". Ma allora, di chi si interessa costui? Si interessa della vittima? Vuole veramente aiutare la figlia? O vuole vendicarsi, e contro chi? E se anche gli riesce la vendetta, che vantaggio porta? Come starebbe poi la figlia? In questo modo si perderebbero di vista le connessioni più profonde.

Durante la rappresentazione, quando guardai padre e figlia, mi resi conto che lì stava succedendo ancora qualcos'altro. Voglio illustrarlo con un esempio.

In un corso per consulenti matrimoniali c'era un uomo che durante una rappresentazione familiare scoprì che in realtà voleva lasciare la famiglia. A quel punto interruppi la rappresentazione. L'uomo era molto colpito.

Dopo un po' di tempo mi telefonò e mi disse che aveva scoperto perché voleva lasciare la famiglia: desiderava seguire una sorella gemella che era morta durante la nascita. Adesso aveva dato a questa sorella un posto vicino a sé, e questo gli permetteva di stare felicemente in famiglia. Qualche tempo dopo mi ritelefonò e mi disse che aveva capito anche un'altra cosa importante. Si era sentito spinto a commettere un incesto con la figlia, finché non si era accorto che questa rappresentava la sorella gemella. Da allora non aveva più sentito questa tentazione.

Se qualcuno affronta superficialmente la problematica dell'incesto, giudicandolo moralmente, è facile che misconosca le connessioni più profonde. E, soprattutto, non è più in grado di aiutare nessuno. Può al massimo punire. Allora ci sono buoni e cattivi. E ci sono quelli che trionfano. Ma può darsi che lasci un mucchio di macerie nelle anime.

Per quel che conosco dalle sue rappresentazioni, le madri giocano sempre un grosso ruolo in questo contesto. Lei ha anche detto che le donne sono l'eminenza grigia nei retroscena dell'incesto, e quest'affermazione fa molto indignare. Lei ha appena parlato anche di colpa. Allora è per colpa delle donne che si verifica un incesto?

Proprio come non colpevolizzo l'uomo in questo

senso, così non colpevolizzo la donna. Porto soltanto alla luce una dinamica nascosta e mi chiedo come posso aiutare tutti quelli che vi sono coinvolti a trovare una via d'uscita dal loro irretimento.

La dinamica che si verifica più di frequente nell'incesto è l'esigenza di compensazione. Spesso, in una famiglia così, la moglie si sottrae al marito. Non lo fa per cattiveria, ma perché, per esempio, sente un impulso a lasciare la famiglia. Forse vuole seguire un fratello morto. Contemporaneamente ha dei sensi di colpa e cerca chi la possa sostituire per potersene andare. Allora una figlia prende il suo posto. Non è che la madre la spinga a farlo. È una dinamica segreta, un accordo segreto. Si svolge inconsciamente, sia per la madre che per la figlia. Per questo motivo è così difficile da comprendere.

La colpa se la prende innanzitutto l'uomo: lui sa quello che fa, anche se non comprende i retroscena sistemici. Invece la donna, di solito, non sa cosa sta facendo, perché il suo ruolo rimane inconscio.

Il che significa che la madre è irretita e l'uomo porta la colpa.

Sono irretiti tutti e due. Ciononostante, per me vale questo principio: qualunque cosa uno faccia, per quanto possa essere irretito, deve portarne le conseguenze. Per questo non esonererei l'uomo per via del suo irretimento e non gli direi: "Tu sei senza colpa".

Lei non direbbe neanche: "È colpa di tua moglie, è lei che ti ha spinto a ciò".

No. Lui non può scaricare la colpa sulla moglie. Questo è chiaro. Ma se diventa evidente che anche la donna è irretita, questa allora deve prendere una parte della colpa su di sé e dire alla figlia: "Mi dispiace, ti ho messa in balìa di tuo padre. Non lo sapevo. Da parte mia sei libera, e ti do anche la protezione di cui hai bisogno riprendendo il mio posto di moglie". Dicendo questo, non aggredisce il marito. Questo non va, perché anche lei è colpevole.

È estremamente importante cogliere queste sottili differenze e considerare l'incesto anche da un punto di vista diverso da quello socio-politico della lotta dei sessi.

Esatto. Io aiuto le singole persone a uscire dai loro irretimenti. Niente di più. Rimango nel mio campo.

Lei viene criticato a due livelli. Certe donne dicono: "Ah, adesso la donna è anche colpevole dell'incesto! Di nuovo le donne, e gli uomini vengono protetti". Io penso che questo sia un malinteso. Sposta verso il livello socio-politico qualcosa che in realtà appartiene all'ambito terapeutico, nel quale vanno ancora fatte ulteriori differenziazioni.

D'altronde, l'ordine che lei immagina ci sia dietro all'avvenimento dell'incesto, viene criticato come patriarcale. "Il sistema d'ordini di Hellinger è patriarcale, e pur funzionando e avendo una sua logica all'interno di questo sistema patriarcale, è pur sempre di peso alla donna."

Anche questo è un malinteso, ma adesso non entro in merito a questi argomenti.

Per la soluzione all'incesto, vorrei far riflettere ancora su un'altra cosa. Con l'esperienza sessuale, si instaura un legame tra vittima e aggressore che in seguito impedirà alla figlia di rivolgersi pienamente a un partner. Questo primo legame agisce molto in profondità. Perciò è così importante che la figlia dica al padre: "Adesso mi ritiro da te" e il padre a lei: "Ti lascio andare e prendo io la colpa". Queste parole sciolgono il legame.

Fa anche parte di questa soluzione che la figlia dica: "L'ho fatto volentieri per te". Perché?

Non sempre. Ma se la frase provoca una soluzione, è perché mette la figlia in contatto con il suo amore per il padre. Questo c'era. Quando questo amore è valorizzato, la figlia può ritirarsi con dignità e può rivolgersi a un altro uomo con amore. Anche per questo la demonizzazione è deleteria, perché solidifica il legame invece di scioglierlo.

Se lei afferma che in campo terapeutico il punto non è quello di condannare l'uomo, qual è allora la funzione del terapeuta?

Non deve condannare né l'uomo, né nessun altro. Chi, come terapeuta, diventa attivo in campo sociale, per esempio denunciando un colpevole, non può più aiutare in campo personale.

Un esempio: una coppia ha preso in affido due bambini, dei quali una era stata abusata dal padre. Il padre ora è in prigione. La madre affidataria di questi bambini in precedenza era stata la terapeuta di questa famiglia. Durante la rappresentazione, le chiesi se avesse contribuito a fare andare in prigione il padre. Sulle prime negò, poi invece disse: "Non è completamente onesto se affermo di essere innocente".

Nella rappresentazione posizionai il padre e la madre naturali in modo tale che voltassero le spalle agli altri rappresentanti, e la figlia dietro al padre, come se volesse seguirlo. Questo era l'unico posto nel quale lei si sentisse bene. Il messaggio era evidente: poiché il padre è stato condannato, lei lo segue. Poi girai il padre e misi la figlia accanto a lui. Tutti potevano vedere che lei lo amava profondamente.

Questa terapista, che adesso è la madre affidataria dei bambini, in realtà non può più essere di alcun aiuto per la bambina né può più starle vicino in questo ruolo. Ha interferito dove non aveva alcun diritto di interferire.

Che cosa le disse?
Le dissi che doveva restituire la bambina.

Ai genitori?
No, ma a qualcun altro. Non può più tenere la bambina. Questa deve vivere in un altro ambiente. Continuando con la rappresentazione ho anche messo la madre affidataria di fronte al padre della bambina e le ho fatto dire: "Ti do un posto nel mio cuore". Ma lei non ci riuscì. Alloro interruppi la rappresentazione. Ma era una donna intelligente; mi accorsi subito del profondo impatto che quella frase aveva avuto su di lei, ed ebbi la sensazione che ne avrebbe fatto buon uso. Questo però dimostra ancora una volta quant'è pericoloso mescolare lo spazio terapeutico con quello ufficiale. Un terapeuta non può intervenire in questo modo. Il potere dell'ordine ufficiale deve invece intervenire. Ne ha il diritto e il dovere.

Capitolo 17

La sessualità è più grande dell'amore

Sull'amore, la violenza e il legame

Durante gli ultimi trent'anni ci si è liberati da molti tabù sessuali. Oggi viviamo piuttosto in un tempo in cui mi sembra che il desiderio sessuale vada perduto. Qual è il ruolo della sessualità?

Viviamo con una sessualità addomesticata. L'abbiamo addomesticata e abbiamo trasformato un ruscello irruente in un canale in cui l'acqua è stagnante. Siccome la vogliamo tenere completamente sotto controllo, l'abbiamo anche spogliata della sua grandezza e delle sue conseguenze.

La morte

L'atto sessuale è la base di tutta la vita. È, in assoluto, il più grande atto umano. Avviene in vista della morte, poiché la sessualità è necessaria proprio perché esiste la morte.

Essa svela la natura transitoria della nostra esistenza. Una coppia che genera bambini sa che i figli sopravviveranno ai genitori. Concependo un bambino gli fanno anche posto.

La sessualità è anche pericolosa. I genitori sanno che la gravidanza e la nascita sono esperienze pericolose che possono ancor oggi costare la vita a una donna, pur se meno frequentemente di una volta. Anche per questo avviene in vista della morte.

Sessualità e morte sono intimamente connesse. L'atto sessuale, nel suo significato più profondo, è possibile solo se avviene nella consapevolezza della morte. Avviene sempre in vista della fine, anche della fine della relazione.

Proprio sapendo che anche la relazione finisce con la morte, la sessualità guadagna in intensità. Ma proprio perché la coppia si rimette in quest'atto con amore, con questo sapere, qualcosa di essa sopravvive. Questa attitudine conferisce alla sessualità la sua grandezza.

Ciò che lei descrive, presuppone due cose: in primo luogo, che la sessualità si svolga nell'amore. Oggi questo non è più un punto di partenza così ovvio. Secondo, che avvenga per generare un figlio.

Può essere, e tuttavia questa è la base della sessualità. La sessualità ha lo stesso effetto anche senza amore. Il concepimento può avvenire anche senza amore e ciononostante è così grande come quando avviene con amore. L'amore o la sua mancanza non incidono per niente sul risultato. La sessualità viene prima dell'amore ed è più grande dell'amore. Alcuni sono più propensi a sostenere un punto di vista opposto, ma il legame che essa crea a un livello molto profondo è al di là dell'amore. Essa è come il destino.

La violenza

Per esempio, se c'è stata una violenza sessuale, ciò non toglie che la sessualità sia qualcosa di molto grande. Non è la sessualità che, per questo, diventa negativa. La sessualità non ne viene intaccata, sono solo le circostanze che sono negative. Ma la sessualità ha ugualmente degli effetti molto profondi che non possono essere annullati da chi ne è colpito. Qualche volta una donna rimane incinta per una violenza sessuale. Anche se il bambino è abortito, gli effetti sono irreversibili. Con l'aborto non vengono annullati né la violenza, né il legame che s'instaura, né la maternità né la paternità. Le conseguenze rimangono, qualunque sia il nostro giudizio morale al riguardo. Ma la domanda è: come si può aiutare chi vi è coinvolto a rimediare al male?

Un bambino generato da una violenza sessuale dovrebbe dire allo stupratore: "Tu sei mio padre, e io ti prendo come padre". Cos'altro può fare? Non può mica dire: "Tu non sei mio padre" oppure: "Non ti prendo come padre". Ciò sarebbe completamente insensato. Dunque: "Tu sei mio padre e l'unico giusto. Non ce n'è un altro per me". E questo lo dovrebbe dire anche alla madre.

Se la madre vuole rimediare alle conseguenze negative della violenza sessuale, dovrebbe dire all'uomo: "Tu sei il padre di nostro figlio. Ti prendo e ti rispetto come padre di nostro figlio".

Perché deve rispettarlo, se c'è stata una violenza?

Lei deve rispettarlo come padre di loro figlio. Il risultato c'è ed è evidente. In questo figlio la madre vede dunque sempre anche il padre. Se non lo vuole vedere nel figlio, rifiuta il figlio. Allora non pensa al risultato, ma alle circostanze.

Solo se vede l'avvenimento nel suo insieme, nel senso che dal male è sorto qualcosa di buono, può accordarsi a esso e dire: "Adesso mi sono riconciliata con il male, perché guardo al bene che ne è nato".

Se le riesce questo passo, può guardare il figlio con amore. Allora il figlio può anche prendere suo padre.

Se la madre rifiuta il padre nel figlio, è difficile che questi accetti e prenda suo padre. Perché il bambino stia bene, la madre deve riuscire a guardare e rispettare il padre.

Non basta che la madre ami il figlio e che si riconcili in questo modo anche con le circostanze?

No, questo non va abbastanza in profondità. Per amare il bambino, deve guardarlo. Se lo guarda, vede in lui il padre. Se disprezza il padre, inevitabilmente disprezza anche il figlio. Il bambino non tollera che il padre in lui non venga rispettato. Altrimenti, per fedeltà al padre, diventerà come lui.

E la donna come può amare il padre in lui se non ama lo stupratore?

Amare in questo caso significa: "Riconosco che è successo qualcosa di molto grande, quali che siano state le circostanze". Non ci si libera per questo della colpa. Per niente. Ma questa viene vista in un contesto più ampio. La donna riconosce: è accaduto qualcosa di grande che ha cambiato la sua esistenza e c'è una nuova vita. Lei ora è in accordo con essa, così com'è, e anche con le circostanze che hanno provocato il suo concepimento. Questo è un segno di profondo rispetto nei confronti del destino.

Ciò che lei afferma non corrisponde all'idea che normalmente abbiamo dell'amore.

Questo è come dire: "L'amore è forte come la morte". Durante un atto di violenza sessuale, una donna fa esperienza di quanto questo vissuto sia vicino alla morte. Era in atto qualcosa di violento che lei non poteva dirigere e del quale era in balìa. Ciononostante, per via di questo atto, qualcosa si è assoggettato. Se la donna, che qui è la parte lesa, fosse in grado di riconoscere il legame e le sue conseguenze, avrebbe una forza e una dignità speciali. S'immagini una donna capace di una cosa simile, che dica al figlio: "In te rispetto tuo padre, qualunque cosa sia successa; sono contenta che tu ci sia, e a posteriori sono in accordo con l'atto così com'era". Quanta grandezza in queste parole! E come starà poi il figlio?

Il legame

Di solito da una violenza sessuale non nasce un bambino. Il più delle volte la donna non conosce lo stupratore. Il problema si pone allora in modo diverso?

Anche da una simile violenza nasce un legame.

In un gruppo, una donna mise in scena una famiglia per affrontare un caso di incesto. Lei era la terapeuta di questa famiglia. All'inizio della rappresentazione si mise a piangere disperatamente.

Il giorno dopo venne da me e mi disse che durante la rappresentazione si era ricordata della violenza sessuale che lei stessa aveva subìto quando era ragazzina. Nella notte, poi, si era resa conto di quanto profondamente amasse l'uomo che l'aveva violentata, e che con questo amore poteva ora sciogliersi da lui. È difficile mantenersi liberi da idee morali e riconoscere che simili esperienze hanno degli effetti profondi, a prescindere dal fatto che li riconosciamo o meno.

Il legame di cui lei parla non ha niente a che vedere con la morale, con il matrimonio, o l'amore – ma allora con che cosa?

Sono eventi della vita. Non hanno niente a che vedere con il bene o con il male. Li descrivo come avvenimenti naturali.

Come la violenza naturale delle onde o dell'acqua.

Esatto. Anche all'onda non si prescrive come deve scorrere. Ma io vedo come scorre.

Che cosa direbbe a uno stupratore?

Finora nessuno stupratore ha cercato il mio aiuto. Ma se uno lo volesse seriamente, mi è chiaro cosa gli direi. In primo luogo, che guardi la donna negli occhi, s'inchini profondamente davanti a lei e le dica: "Ti ho arrecato un'ingiustizia. Mi dispiace. Ti do il mio rispetto, e ti assegno un posto nel mio cuore". Secondo, che riconosca che non può mettere da parte la sua colpa. Egli può aver rispetto della donna e del figlio solo riconoscendo la propria colpa, incluse le conseguenze negative che ci possono essere per lui, per esempio che venga condannato per quel che ha fatto.

Uno stupratore è di solito un uomo che ha paura della donna. Questa paura viene quindi dissimulata dalla violenza. Anche il macho la dissimula. Ma nel profondo questa paura è dovuta al presentimento della vicinanza della morte. Non nel senso che si possa morire, ma perché si tocca qualcosa di profondo.

Wagner lo esprime meravigliosamente nel *Sigfrido*. Prima di svegliare Brunilde, Sigfrido non aveva ancora imparato ad aver timore. Improvvisamente, quando scoprì che lei era una donna, venne colto dal panico. Nel profondo sentì la paura della morte: non la paura di morire, ma una paura che ha a che fare con la grandezza della morte. Egli allora chiamò in aiuto sua madre, che era morta mettendolo alla luce.

Riconobbe che tutto ciò che ha a che fare con la donna ha anche a che fare con la morte – così come la sua nascita è costata la vita di sua madre. In tale contesto tutto questo presentimento della pericolosità, della grandezza e del rischio collegati alla donna, e anche di ciò che significa essere donna e madre, diventa un'esperienza molto profonda.

Ma l'atto di violenza sessuale è semplicemente un avvenimento traumatico.

Qualunque cosa sia, è più probabile che nel modo da me descritto questo avvenimento traumatico venga guarito o perlomeno attenuato per una donna. Invece ogni altro approccio, quale il rimprovero o l'autodegradazione, ha esattamente l'effetto contrario. Incatena la donna all'avvenimento.

La pulsione

Anche in natura la sessualità ha spesso qualcosa di violento. In questo caso agisce una pulsione che appartiene alla vita e la tramanda, anche con violenza.

Ma non è una delle conquiste dell'essere umano addomesticare questo potenziale violento?

Questa è certamente una grande conquista. Ma il fatto che abbiamo bisogno di addomesticare la sessualità, dimostra quanto siano grandi queste forze.

Può anche essere un livello. D'altra parte, però, chi si deve impossessare di una donna con la violenza, mi sembra malato.

Questo è certamente vero. Soprattutto, però, è in conflitto con le nostre norme e le nostre conquiste. È qualcosa che non vogliamo e che cerchiamo di evitare, se non altro per difendere le donne. Tutto ciò va bene. Ma relegare la sessualità violenta solo nell'ambito del patologico, non le renderebbe giustizia.

La violenza sessuale è sempre vissuta come distruttiva dalle donne.

Può essere distruttiva. Anche la sessualità che avviene nell'amore può essere distruttiva, per esempio se la donna muore durante il parto. Per questo aspetto non c'è differenza. È sempre qualcosa che ci tocca nell'intimo e ci mette in pericolo. Se vediamo dunque la sessualità in tutta la sua grandezza, con il suo impeto e la sua violenza, possiamo trattarla con un più profondo rispetto. Chi pensa di poterla imbrigliare con divieti e comandamenti, misconosce e reprime il nostro essere alla mercé della sua potenza.

Ma la violenza sessuale non farà mica parte di questo?

Non si può demonizzarla in modo troppo semplicistico. Con quest'esempio diventa chiaro che dobbiamo riconoscere l'enorme forza della sessualità. Essa ci violenta e ci travolge, in un senso profondo. Che la sessualità possa assumere anche delle forme estreme, rientra nella sua natura e non nella natura del singolo aggressore.

E che cos'è allora la gioia in questo contesto?

Che si è trasportati e che ci si lascia trasportare da una grande corrente.

All'inizio lei ha detto: "Abbiamo addomesticato la sessualità". Che cosa intende con questo?

Con i mezzi contraccettivi è diventata più facilmente accessibile, senza le conseguenze originarie.

Quando ci si espone anche alla possibilità e al rischio di un concepimento, la sessualità ha un'altra forza e profondità. Non che questo sia l'unico modo. Ma si dovrebbe capire che fa differenza, se può essere concepito un bambino o se ci si limita all'amore di coppia o al piacere.

Il peccato

La sessualità viene addomesticata anche in un altro modo. Se n'è fatto un peccato. Anche questa è una forma di addomesticamento. Per tornare ancora una volta all'incesto, da alcuni è descritto come se uccidesse l'anima del bambino. Questa è proprio una strana idea, se consideriamo il significato che la sessualità ha per la vita. Se un bambino viene così presto in contatto con la sessualità, viene molto presto in contatto con la forza impetuosa della vita, anche se in modo minaccioso.

Questa forza impetuosa della vita può anche uccidere l'anima così delicata di un bambino.

Lo può fare e non è l'unica circostanza in cui la sessualità può uccidere. Ma il bambino che ha superato quest'esperienza, raggiunge una profondità e una forza che altri bambini non hanno.

Così proprio ciò che ci nuoce ci rinforza?

No, non in questa maniera semplicistica. Per essere più chiaro, vorrei fare ancora un esempio: molte prostitute sono ragazze abusate. Inconsciamente dicono al padre: "Se qualcuno deve prendersi la colpa, preferisco prendermela io". Se, come terapeuta, porto alla luce questo lato, le ragazze riconoscono quanto è grande il loro amore per il padre e cos'hanno fatto per esso. Quando questo è in luce, sui loro volti compare un bagliore tutto particolare e si sente la forza che hanno. Un bambino innocente, invece, non potrà mai averla. Sarebbe naturalmente terribile dire che per questo la violenza subita è una cosa buona. Il punto non è questo. Il modo di dire: "Uccide l'anima del bambino", serve più come arma contro l'aggressore, ma non rende giustizia al bambino. Le mie considerazioni dovrebbero aiutare a vedere l'anima del bambino abusato per consentirgli di ritrovare la sua dignità.

Questa è stata la sua esperienza nei casi di donne abusate?

Sì, l'ho visto in molti casi di donne abusate. Quando hanno superato il trauma dell'incesto, hanno una dignità e una forza speciali. Invece demonizzando il colpevole, il superamento è molto più difficile. Allora spesso si rimane focalizzati sulla ferita e non sulla guarigione.

Lei afferma che i mezzi contraccettivi alterano la sessualità e la deprivano in un certo senso della sua profondità. Eppure, separare la sessualità dalla riproduzione è una gran conquista per le donne, poiché la relazione della sessualità con la morte è soprattutto un'esperienza femminile e non maschile.

Da un lato è una conquista, dall'altro implica una perdita.

È proprio vero? La scoperta del desiderio sessuale femminile e del godimento della sessualità senza conseguenze non è un guadagno per la donna?

Non si è scoperto il desiderio sessuale femminile

negli ultimi trent'anni, al massimo lo si è riscoperto. Era stato disprezzato in un certo contesto culturale. E lei è proprio sicura che la sessualità libera sia veramente senza conseguenze? Nelle rappresentazioni familiari si può vedere che non è così.

Ma non è questo il punto.

Il punto è che la sessualità non ha più il valore di una volta. Attira meno l'attenzione su di sé, nonostante la liberazione.

Ciò è certamente da riferire al fatto che non la prendiamo più così sul serio e che ha perduto molto della sua precedente funzione come espressione d'amore, d'unione, di conferma e di durevolezza. La sessualità sciolta dalla relazione perde il suo significato profondamente appagante.

Questo non lo credo! Molte coppie soffrono per la mancanza di passione e desiderano ardentemente arrivare all'appagamento. Io semplicemente confuterei una bella volta che la sessualità abbia perso il suo significato appagante. Credo piuttosto che l'abbiamo perso di vista per far fronte al nostro modo di vivere. La nostra vita è basata su tutt'altro che la sensualità. Da noi manca la cultura dell'amore fisico o una vera e propria cultura dell'amore.

Una sessualità appagante è possibile se è espressione della relazione. La più alta espressione della sessualità si avrebbe se durante l'atto l'uomo e la donna si guardassero negli occhi. Allora non ci sarebbe bisogno d'ulteriori esercizi del tipo: "Che cosa facciamo adesso, per aumentare il piacere?". Sarebbe ridicolo.

Esatto. Questo sarebbe il tipico slogan dell'educazione degli anni sessanta. "Adesso ti mostro come funziona la donna e come funziona l'uomo." Questa è un'educazione che ha poco a che fare con l'anima. L'arte d'amare intende qualcos'altro. Ha a che fare con la dedizione.

Una sessualità soddisfacente è anche un evento dell'anima. Se l'anima è in accordo, la sensualità fluisce da sé. Al contrario, se s'inaridisce la sessualità, qualche volta s'inaridisce anche l'anima.

Anime inaridite non devono rimanere tali. Le persone possono trovare delle vie per nutrire di nuovo l'anima e tornare a provare il loro desiderio sessuale.

È possibile se la sessualità è connessa all'amore. Ma spesso alla sessualità appartiene anche la rinuncia. Ciò ha a che fare con il rispetto e con il raccoglimento. Ogni relazione umana è, infatti, contemporaneamente anche un processo di morte. Qualcosa in noi muore, per esempio un'illusione. La coppia diventa allora più silenziosa e rilassata, e può succedere che, come parte di questo processo, la sessualità venga meno. Questo, però, può fare in modo che in profondità qualcos'altro, qualcosa di speciale, incominci ad ardere.

Capitolo 18

L'indignazione è un impulso distruttivo

Sulla politica e l'impegno

Nel 1969 lei è tornato in Germania. Ciò significa che era presente ai moti rivoluzionari studenteschi. Lei aveva simpatia per questi movimenti? Da un punto di vista storico lo considero un momento decisivo nella storia della Repubblica Federale.

È stato così per la sua generazione. Però per la mia generazione, che ha vissuto ben altre esperienze, è stato qualcosa di passeggero.

Ci sono persone, anche della sua generazione, forse un po' più giovani, che affermano di aver tirato un sospiro di sollievo quando si è finalmente parlato apertamente di tutta questa storia sul nazismo.

Per me non è stato così. Da un lato, perché non ero coinvolto in questa storia. Stavo dall'altra parte. Già a diciassette anni la Gestapo mi aveva classificato come un "nemico del popolo". D'altro lato considero fuorviante tutta questa discussione. Le sue argomentazioni seguono lo schema degli stessi nazisti. Un gruppo si considera migliore e dice: "Così non si va avanti!". Quelli che si sentono chiamati a migliorare il mondo hanno sempre lo stesso tipo di aggressività. Solo i segni esteriori cambiano, ma lo zelo, la voglia di distruggere, le battaglie per le strade e gli assalti, si distinguono ben poco da quello che ho visto fare dai nazisti.

Però l'impulso era un altro.

Il movimento è iniziato nel 1933 in modo molto simile a come lei probabilmente descriverebbe l'inizio del movimento dei sessantottini. Con l'atto di mettersi in marcia con un: "Adesso veniamo noi, cosa volete voi vecchi!".

I sessantottini erano ragazzi fantasiosi ed effervescenti, cresciuti nell'atmosfera del movimento dei Figli dei fiori, gli asili nido con educazione antiautoritaria e le scuole sperimentali, i primi fremiti del movimento femminista, la musica, il consumo della droga e l'amore libero.

Anche i nazisti avevano un movimento giovanile: ritorno alla natura, alla fattoria, finalmente fuori dalla dipendenza delle riparazioni di guerra, l'occupazione del Rheinland, il trattato di pace di Versailles! Da loro era sentito come un movimento verso la libertà.

Questo proprio mi irrita. Nel mio quadro storico il movimento del Sessantotto ha contribuito a rendere più democratica e tollerante la nostra società.

Io osservo questi movimenti comparandoli ad altri. Faccio lo stesso con le religioni. Nell'espressione emotiva sono simili, indipendentemente dai contenuti.

L'indignazione

Il lato emotivo, però, è diverso da quello politico. Questa differenziazione mi sembra importante. Così come esiste l'ambito terapeutico e quello ufficiale, trovo che ci sono diversi livelli su cui si possono valutare storicamente questi movimenti. Uno di questi riguar-

da lo stato d'animo. L'essenza o la risonanza politica all'interno del quadro storico, sono un'altra cosa. Si deve pur fare una differenza!

Sono molto cauto su questo punto. Tutti quelli che si sentono migliori mi insospettiscono. Questo vale anche per i movimenti. Prenda gli sforzi per la rielaborazione del passato nella Germania Orientale. Alcuni, che prima erano vittime, perseguitano i colpevoli con un fervore simile a quello che a suo tempo hanno avuto questi ultimi nei loro confronti. Per me invece, il progresso umano è collegato alla reciproca capacità di dire all'altro: "Qualunque cosa sia successa, ci permettiamo un nuovo inizio".

Che ne è delle vittime, di tutti quei piccoli e grandi dissidenti o semplicemente nonconformisti, che furono spiati, resi insicuri e distrutti dalla Stasi?

Quelli che oggi, indignati, assumono il ruolo di persecutori, indagano pure loro e vogliono fare del male agli altri. L'indignazione è un impulso che vuole annientare gli altri.

Ma si nutre pure di una sofferenza vissuta in prima persona. Questo per lei non fa nessuna differenza?

Non appena una persona usa la propria sofferenza per arrogarsi il diritto di far del male agli altri, per la sua anima la sua sofferenza è stata inutile.

Secondo me, la rielaborazione del passato riesce se ci si mette vicino alle vittime e si piange con loro, senza aggredire il colpevole. Piangere è un segno d'umiltà. Così non si aggredisce nessuno. È qualcosa di completamente diverso dal dire: "Che cosa avete fatto!". Per me questi rimproveri sono espressioni di un'arroganza non giustificata, che soprattutto non porta a niente.

Come si può organizzare socialmente il pianto?

Un evento del genere per me è stato l'inginocchiarsi di Brandt in Polonia. È stato un gesto senza alcuna pretesa, solo un inchinarsi davanti alle vittime. Questo gesto ha un effetto guaritore. Ma le minacce: "Guai se tornate a fare le stesse cose!" hanno esattamente l'effetto opposto, e fanno arrabbiare l'anima.

Questo significa che non ha senso discutere sul passato.

No, se si lanciano accuse o ci si sdegna. Ho visto che chi pretende che vengano portate avanti le discussioni sul passato in questo modo, si sente migliore degli altri. Questi sentimenti mi insospettiscono molto. Quando cerco delle soluzioni, affinché gli eventi terribili vengano veramente superati, per me è innanzitutto importante pensare alle vittime e diventare solidale con loro, compiangendole. Questo atteggiamento irradia una forza che porta del bene. Ma è umile, senza grandi pretese.

Questo fondamentalmente significa che per lei non esiste un modo collettivo, sociale, adeguato di trattare il passato?

Sì, ce n'è uno, naturalmente: essere più umili e limitarsi al compianto. Mi colpisce sempre profondamente il fatto che il giorno del lutto nazionale si dica soltanto: "Siamo in lutto, siamo in lutto, siamo in lutto". Questo è appropriato. È un sentimento che si può condividere. Per questo motivo sono anche favorevole alla cura dei cimiteri di guerra. Qui accade una cosa molto semplice, senza pretese. I morti vengono onorati, chiunque essi siano.

Che ne è dei colpevoli? Da dove viene l'esigenza umana di vendicarsi, e questa indignazione, che semplicemente c'è?

Ho visto che, di regola, l'indignazione non proviene dalle vittime, ma da quelli che si arrogano i diritti delle vittime. Completamente disonesti, essi si sentono in diritto di essere arrabbiati con i colpevoli, senza aver sofferto in prima persona, e, poiché si sentono tutt'uno con la massa, anche senza il rischio di essere chiamati a saldare i conti per il male che vogliono arrecare al colpevole. Gli indignati sono dunque in uno strano accordo con i colpevoli contro i quali insorgono. Questi, infatti, hanno fatto esattamente la stessa cosa: si sono sentiti migliori e, in base a questo sentimento, si sono sentiti in diritto di attaccare e annientare altri.

L'umiltà

Da dove viene l'esigenza di vendetta? Anch'essa è un modo di far leva sull'indignazione per sistemare l'ingiustizia.

Da dove viene? Me lo chiedo anch'io. Questa esigenza è contro ogni logica.

È però un sentimento molto intenso. Pensiamo a un bambino investito da un ubriaco, oppure alla malvagità di una spia della Stasi, o di un guardiano del lager che ammazza i prigionieri come conigli. Sono casi che provocano dolore e giustificano lo sdegno. L'impulso spontaneo che ci fa dire: "Bisogna condannarlo!", o la voglia di pestare qualcuno, o il pensare: "Che porco! Come si può essere così cattivi o così irresponsabili". Sono sentimenti umani, no?

Quando si dice: "Qui si deve fare qualcosa, qui si deve vendicare, questo non deve più succedere", ci si trova a un livello in cui regna l'illusione che i colpevoli abbiano agito per autodeterminazione. Dunque: questo ubriaco ha fatto questo, o Eichmann ha organizzato l'annientamento degli ebrei. Io qui vado a un altro livello. Vedo tutti sul piano del destino che lascia agire, soffrire e morire tutti a modo loro. Ognuno è alla sua mercé, e ognuno è al suo servizio. Ma questo comporta che ognuno deve anche prendere su di sé le conseguenze del suo comportamento.

Tutto questo voler migliorare il mondo, ribaltarlo o riformarlo, viene dall'idea: "Lo posso fare, è nelle mie mani". Fa perdere l'adesione a ciò che agisce nel profondo e di regola il risultato è disastroso.

Se invece mi tiro indietro e confido nelle forze più profonde, irradio qualcosa che ha un effetto rappacificante, armonioso e riconciliante.

Io sono una figlia dell'idea: se ti sforzi, puoi raggiungere ciò che vuoi. Se stiamo tutti attenti, l'ambiente nel quale viviamo diventa pulito; se ci impegniamo contro le ingiustizie sociali, la convivenza sarà migliore e i rapporti saranno più equi. In fondo, dipende da noi. Chi non si difende, vive in modo sbagliato. Questo modo razionalistico di pensare è totalmente diverso dal suo?

Questa è un'idea. La domanda è: cosa provoca, in pratica? Si potrebbe invece imparare a prendere più attentamente in considerazione ciò che provoca qualcosa di buono e secondo quali circostanze. Allora non mi limito a prendere qualcosa per buono solo perché lo considero buono. Dopo un certo lasso di tempo esamino gli effetti, che mettono in evidenza il valore che aveva e quanto è rimasto dei sentimenti di allora. Questo è un metodo cauto, empirico. Ha un effetto educativo e attenuante contro la presunzione dei desideri e delle idee. Così non vado oltre la realtà che posso sperimentare.

Ma noi sappiamo che di regola le persone sperimentano solo ciò che vogliono sperimentare. La visione che hanno è determinata dal loro modo di pensare.

Esatto. È per questo motivo che sono tanto cauto nei confronti di coloro che pensano d'essere migliori. I movimenti entusiasti hanno una meta utopistica che non è ancora convalidata dall'esperienza. Questa meta restringe la visuale e il risultato è un triste risveglio. Quando le persone si sentono chiamate a realizzare qualcosa di speciale e riescono a farlo, di solito accade qualcosa di negativo da un'altra parte. Perciò non si può prevedere che sviluppo avrà il proprio impegno, a meno che non si sia molto ritenuti e raccolti.

Che cosa intende con questo?

Prenda i soccorsi per la fame in Africa. Per quanto possa essere stata grandiosa l'idea di aiutare, spesso il risultato è stato molto deprimente.

Ogni impegno implica una specie di focalizzazione su di un punto di vista ben preciso nella vita. Così si sfoca necessariamente qualcos'altro. Anche l'uscire dal proprio centro fa parte di questa tendenza, almeno per un certo periodo – come quando ci si innamora. Non è una tipica caratteristica umana il buttarsi così a capofitto in un impegno?

Sono in gran parte movimenti giovanili. Hanno un decorso pressoché simile di generazione in generazione. Come settantenne, lo guardo con occhio diverso da chi vi è coinvolto. Non ci si può aspettare che io vi partecipi con entusiasmo. Lo guardo e noto: qualcosa di simile è già successo, allo stesso modo probabilmente cadrà in dimenticanza, e diventerà antiquato come l'altro.

Il servizio

Questi movimenti si illudono di poter far valere nel tempo l'idea che ognuno sia padrone del proprio agire. Io invece li vedo come movimenti storici, in cui tutti sono presi a servizio, sia nel bene che nel male. Considero completamente illusoria l'idea di libertà che il singolo pensa di avere nel suo agire. Nessuno può andare contro il movimento collettivo della storia.

Veniamo vissuti, forse?

Dico che siamo presi a servizio. È un'altra cosa. Per il nostro sviluppo, i movimenti negativi sono perlomeno tanto importanti quanto quelli positivi. Così come quelli positivi possono avere delle conseguenze negative, allo stesso modo quelli negativi possono avere delle conseguenze positive, e noi non possiamo determinarle. Vanno oltre a ciò che il singolo può programmare e mettere in atto.

Il mio atteggiamento è essenzialmente questo: sono in accordo col mondo, così com'è. Non distinguo un movimento dall'altro, affermando che uno è buono, l'altro cattivo. Vedo che entrambi fanno parte di un processo superiore al quale mi assoggetto. Qualche volta faccio parte di un movimento buono, altre di uno cattivo. Qualche volta neanche lo so. E anche se lo sapessi: non farebbe alcuna differenza.

Lei si accorda anche a questo terribile evento causato dai nazisti? Che razza di accordo è questo?

Se dico che sono in accordo, qualcuno lo interpreta subito come se affermassi che è buono. Ciò sarebbe tremendo. Essere in accordo per me significa essenzialmente questo: sono in accordo con i movimenti così come si svolgono nella storia, senza pretendere di giudicarli.

In questi movimenti cerco il mio posto, qualche volta partecipo, qualche volta mi tiro indietro. Pormi in questo modo di fronte al mondo è ciò che intendo per umiltà. Così sono molto più raccolto e ho più forza per fare ciò che nel mio campo è possibile. Non oltrepasso questo limite.

Noi parliamo a livello socio-politico. Questo modo di pensare rende impossibile ogni forma di politica.

Chi lo sa. Tutto dipende dall'effetto. Le racconto un esempio. In una grande casa di cura per handicappati, gestita da un istituto caritatevole, chiesi al direttore come era nato questo istituto.

Mi raccontò che cento anni prima un contadino, che aveva gestito male gli affari, venne affidato a un tutore. Questi era un pietista, che cercò di aiutarlo a uscire dalla sua miseria. Malgrado ciò, la fattoria venne messa all'asta. Durante l'asta il tutore fece salire al massimo le offerte per la fattoria, e poi la comprò.

La domenica seguente venne il predicatore dall'altra parte del lago, e il tutore gli disse: "Ho comperato all'asta una fattoria, così forse potremmo intraprendere qualcosa per i bambini deboli di mente" (così si chiamavano una volta). Il predicatore gli rispose: "No, non così presto. Aspettiamo un segno". Dopo quattordici giorni ritornò dicendo: "Ho un segno. Mi hanno affidato un bambino debole di mente di cui devo occuparmi. Adesso possiamo usare la fattoria!".

La fattoria esiste da cento anni ed è diventata un famoso istituto per handicappati, che si è completamente integrato in questa zona e alla sua popolazione. È nato senza intento e senza pianificazione. Anche questa è politica. Ma di un genere molto semplice.

Capitolo 19

Lascio cadere la speranza nella pace eterna

L'illusione del potere personale

Lei afferma che ogni uomo viene preso a servizio e qualche volta nemmeno lo sa. Se il corso della storia è quello che è, secondo lei è una presunzione pensare che ci potrebbe essere uno sviluppo verso un miglioramento?

È naturale che ci sia uno sviluppo, solo che non sappiamo dove porta. I bambini iniziano con delle speranze, i giovani s'impegnano, raggiungono qualcosa e sono presto frenati e limitati dalla realtà. Quando hanno riconosciuto i loro limiti, forse si ritirano entro confini più modesti. I giovani dicono che questo è un atteggiamento "da piccolo borghese", io invece lo considero un accordo con il mondo, così com'è, e una riconciliazione con la realtà.

Anche quando qualcuno si sposa e ha dei figli, viene limitato e si accorge che la sua energia non è infinita. Allora entra in pace con il mondo, così com'è. Ciò ha un effetto benefico su di lui. I suoi figli, però, ricominciano daccapo.

Questo vale a livello personale, familiare. Esiste secondo lei anche a livello sociale qualcosa come uno sviluppo, un imparare dall'esperienza?

Certo che esiste. Non posso immaginarmi la democrazia tedesca nella sua forma odierna senza l'esperienza del Terzo Reich. Per quanto possa essere stata tremenda, quell'esperienza ha avuto un effetto benefico su chi le è sopravvissuto.

Era proprio necessario fare prima quell'esperienza?

Sarebbe un atto di presunzione da parte mia voler rispondere a questa domanda. Io vedo quel che è successo solo come un dato di fatto. Eraclito disse: "La guerra è il padre di tutte le cose". Si può rimproverarlo, per questo. Ma se avesse ragione? Se vedo che non possiamo evitare queste esperienze negative e questi conflitti, mi accordo a essi. Lascio cadere la speranza nella pace eterna.

Vedo gli opposti a un livello superiore. Il cosiddetto bene e il cosiddetto male a un livello superiore agiscono insieme. Guerra e pace agiscono insieme. Sia l'una che l'altra fazione politica agiscono insieme e si condizionano a vicenda. Visto così, ogni movimento apporta un contributo al tutto, anche se vorremmo condannarlo.

Questo a parer mio significa che anche i grandi movimenti storici sono inevitabili. Considero inevitabili il movimento nazista e il comunismo, come pure il movimento che ha portato all'unione della Germania. Non c'era nessuno che fosse in grado di fermarli. Sono manifestazioni di una forza più grande dell'io. Tanti di quelli che parteciparono a questi movimenti erano invece dell'idea di avere il potere di metterla in moto e guidarla. Anche quelli che vi si opposero erano della stessa idea.

Un esempio d'oggi: molti s'immaginano che qualcuno abbia il potere di distruggere il mondo con le bombe atomiche; altri, che protestano contro di loro, presuppongono pure di avere il potere di fermarli. Nessuno dei due riconosce quali forze agiscono nel mondo. Entrambi si illudono che la sorgente dell'azione o della forza risieda nel proprio io. Ma esso non basta.

Ritengo comunque importanti la protesta e l'opposizione contro avvenimenti del genere. Ci devono essere. Considero però un'esagerazione già la sola idea che il risultato possa essere nelle proprie mani. Per questo motivo vedo che chi agisce e chi si oppone sono nella stessa barca. Entrambi ritengono di aver le redini in mano ed entrambi sono probabilmente anche disposti alla stessa violenza. Nel loro intento non si differenziano per niente. Solo nel contenuto.

Non è necessariamente vero che entrambi sono disposti alla stessa violenza.

Non deve essere sempre così, ma io vedo che spesso è così. I nazionalsocialisti erano decisi a tutto. E gli uomini all'opposizione avevano riconosciuto che anche loro potevano cambiare qualcosa solo con la violenza. Quando si trattava di agire concretamente non è che gli uni avessero intenzioni più pacifiche degli altri. Il che è comprensibile, di fronte ai delitti compiuti dai nazionalsocialisti. La differenza tra i due non sta nel fatto che uno fosse pacifico e l'altro no. Erano due guerrieri, che combattevano l'uno contro l'altro, e ognuno doveva annientare l'altro per riuscire a farsi valere con la sua causa.

Non le pare legittimo che in tali situazioni estreme anche le persone più pacifiche siano disposte a metter mano alle armi?

Questa per me non è una questione di legittimità. Ci sono situazioni in cui la violenza è inevitabile. Considero infantile l'idea di poter decidere a tavolino cos'è legittimo e cosa non lo è.

Ma questo significa che una persona, qualunque cosa faccia, è comunque presa a servizio?

Sì. C'è poi da fare un'altra considerazione, che per me è molto importante: senza la disponibilità a diventare colpevoli, non si è in grado di agire. Quelli che vogliono rimanere innocenti rimangono deboli. Nella loro ambizione di voler essere innocenti arrecano addirittura ancora più sofferenza agli altri.

E c'è anche un altro fattore importante. Quando lavoro con le famiglie o con grandi gruppi – è anche un'esperienza del periodo che ho trascorso in Sudafrica, dove ho potuto vedere con i miei occhi com'erano divisi i bianchi dai neri – noto che, se un gruppo è in grave pericolo, le persone che vi appartengono si serrano insieme contro quelle del gruppo avversario. Ogni parte sviluppa una sua coscienza interna, secondo la quale diventa tutto buono ciò che è al servizio del proprio gruppo e arreca danno all'altro. Allora ci si danneggia reciprocamente con la coscienza più pulita. Una coscienza di questo tipo per me è molto inquietante.

Ora la domanda è questa: cosa può fare una persona che si trova impigliata in una situazione del genere? Può lasciare il gruppo? Alcuni dicono che dovrebbe farlo. Ma dove dovrebbe andare, se lo abbandona? L'altro gruppo non l'accoglierà.

Capitolo 20

La felicità è opera dell'anima

Che ne è della felicità? Esiste poi?

La felicità esiste all'interno di un movimento vitale, per esempio nel primo amore, nel matrimonio, o alla nascita di un figlio.

Ogni fase della vita ha le proprie leggi e la propria pienezza. Si trascura spesso questa realtà. Quando il bambino è nel grembo materno è felice. Anche se è felice, però, dopo nove mesi non ce la fa più. Se ha fortuna, si ritrova nelle braccia della madre. È nutrito, curato, coccolato. Dopo un po' il bambino si stanca anche di avere solo questo: vuole correre, andarsene.

Diventa quindi un giovane ribelle, con una grande passione per la libertà. Anche questo dopo un po' diventa noioso. Subentra quindi una nuova fase: il lavoro, il dovere, il matrimonio, i figli ecc.

In molte culture questo processo viene regolato da riti, che segnano le fasi di passaggio dall'infanzia all'adolescenza, e dall'adolescenza alla maturità. Da noi questi riti sono ormai caduti ampiamente in disuso. Una volta, per esempio, con il servizio militare un giovane diventava adulto. Poi si sposava.

Intende dire che oggi ci mancano i rituali di passaggio?

Sì. Porto ancora un esempio. Andare a imparare da un maestro, una volta era un passaggio; diventare maestro, un altro passaggio ancora. Queste erano pietre miliari. Oggi esiste ancora qualcosa di simile, ma non è più sentito in questo modo.

Cosa c'è di sbagliato nella nostra idea di felicità?

Spesso la nostra idea di felicità è un'esaltazione della giovinezza. Molti considerano la giovinezza un periodo privilegiato, che vogliono prolungare il più possibile. Non comprendono però cosa perdono nell'inseguire questo sogno.

Che cosa fa, per esempio, uno che a cinquant'anni si comporta ancora come un giovane? Che non ha una famiglia e non ha idea di cosa ciò significhi? A un tratto si sente solo e si accorge che si è lasciato sfuggire una cosa molto importante: il procedere al momento giusto.

Per me la felicità ha più livelli. Non è uno stato euforico, ma è piuttosto accompagnata da questa sensazione: sono proprio nella fase di sviluppo nella quale devo essere. Sono al posto giusto come bambino, giovane, marito, moglie, padre, madre. Ho successo nel mio lavoro ecc.

Fa pure parte di questo processo anche che io mi ritiri al momento giusto. Un altro passo importante è che io faccia posto a quelli che vengono dopo di me, e che affronti la morte.

E cosa pensa di quelli che hanno un destino difficile?

Certi pensano che è una disgrazia essere obbligati ad assolvere un duro compito: prendiamo per esempio una madre con un bambino handicappato. Alcuni la considerano una disgrazia sia per il bambino che per la madre. Ma se la madre affronta questa situazione e lo fa pure il bambino, allora entrambi maturano una grandezza e una forza particolari, che sono al di là della felicità normale. Provi a immaginarsi che esistano solo persone felici. Che società sarebbe questa? Quanta forza rimarrebbe? Quanta grandezza?

Ha un senso più profondo la prestazione di una madre con un bambino handicappato?

Non voglio interpretarla. Ma è sufficiente guardarsi intorno nel vicinato, e osservare questa madre che accetta e alleva il figlio handicappato. Si può sentire l'effetto benefico che esercita su tutto l'ambiente circostante. Toglie illusioni. Ha l'effetto di un campo energetico irradiante.

Lei lo ha vissuto così?

In terapia incontro in continuazione destini del genere. Vedo come queste madri e questi padri si comportano. M'inchino profondamente davanti a loro. Io non riesco a raggiungere questa grandezza. Ne prendo atto, e di riflesso sento che ciò ha un effetto benefico su di me.

Alcune persone dicono: non siamo qui per essere felici. Cosa c'è di pericoloso nella felicità?

Vedo solo che i cosiddetti felici non sono i più realizzati. Una vita piena ha un altro sapore.

Una persona veramente realizzata irradia qualcosa. Questo è il mio concetto di felicità. Penso che di queste persone felici non ce ne siano mai abbastanza nel mondo, poiché con la loro presenza cambiano positivamente l'atmosfera generale dell'ambiente in cui vivono. Non vedo niente di pericoloso in ciò. Ma è natural-

mente un concetto diverso dal sentimento nostalgico di felicità e benessere che i mass media ci propinano ogni giorno.

C'è la felicità dei bambini che giocano dimentichi di se stessi. Oppure quella degli innamorati. Tutto questo è molto bello. Ma essere realizzati non è felicità in questo senso. È questo essere in sintonia con qualcosa di grande, anche con la sofferenza e con la morte. Ciò dona un profondo raccoglimento, dà peso e pacatezza. È qualcosa di molto silenzioso. Questa è una felicità conquistata. Non è quella dimenticanza di sé. Ha a che fare con la forza.

Realizzazione? Conquista? Che cosa significano per lei?

Ha realizzato qualcosa chi ha costruito una casa che è diventata bella, chi sa suonare bene il violino oppure chiunque faccia qualsiasi cosa gli riesca. Viviamo anche nei nostri lavori. Anche i figli sono una realizzazione dei genitori. Ma la gioia che si prova per loro è diversa da quella che si prova in osteria.

Ha qualcosa a che fare con l'espressione di sé.

Sì, esattamente. La felicità è opera dell'anima.

Capitolo 21

L'anima si regola secondo leggi che esulano dalla moda del momento

L'uomo e la donna

La priorità della donna

Alcuni dicono: "L'ordine di Hellinger corrisponde alla moda del momento, che vuole ripristinare i vecchi valori. Il suo pensiero appartiene al 'Backlash', che vuole annullare i progressi del movimento delle donne e la loro emancipazione". Quanto è patriarcale il sistema di ordini di Bert Hellinger?

Quando parlo di ordini, descrivo ciò che si può vedere e verificare. Per cui mi difendo se qualcuno mi ascrive questi ordini come se fossero miei. Ma veniamo alla domanda. Se guardiamo le famiglie, si vede che il peso principale lo porta la donna, non l'uomo. Nelle famiglie normalmente dirigono le donne, se non altro perché si sentono di solito migliori dell'uomo. Ma questo atteggiamento è giustificato solo se le donne sono consapevoli del loro significato.

Nell'allevamento dei figli si ritiene quasi sempre che la donna sia più competente dell'uomo. Si vede questo quando c'è un divorzio: i bambini vengono quasi automaticamente affidati alla madre e il padre ne esce a mani vuote. Non si rispetta la sua dignità. Nel caso di figli illegittimi, l'uomo finora era comunque ampiamente escluso. Non aveva diritti, solo doveri. All'interno della famiglia ristretta, vige perciò il matriarcato. Qui il ruolo centrale è della donna ed è lei che prende le decisioni essenziali.

E dove inizia il patriarcato, secondo lei?

Esiste il dominio degli uomini e una repressione delle donne soprattutto nella vita pubblica. È senza dubbio un gran progresso che esista un movimento d'opposizione che restituisce alla donna la sua dignità anche in pubblico. Il dominio dell'uomo in pubblico è in un certo senso collegato al dominio della donna nella famiglia. Siccome in famiglia domina la donna, l'uomo ha l'impulso ad andare fuori, dove riesce a essere il più forte. Dunque anche qui si manifesta un'esigenza di compensazione.

Per me è comunque importante il reciproco rispetto dei sessi. Il centro della famiglia, il nucleo intorno al quale tutto gravita è per me la donna, e l'uomo è al servizio del femminile. Lei custodisce la vita e la tramanda. Ciò che l'uomo fa in pubblico in genere è al servizio della famiglia. Egli rappresenta ufficialmente la famiglia e si cura delle esigenze primarie di questa, per esempio della sicurezza e del nutrimento. È per questo che nell'ambito esterno l'uomo ha una certa priorità.

Ma oggi non è più dappertutto così.

Non più quanto una volta. Le famiglie diventano più piccole, e non impegnano la donna come una volta. L'educazione dei figli oggi è piuttosto un compito comune e la donna può entrare nella vita pubblica. È lo sviluppo sociale. Per me non è né un ideale né qualcosa di cui mi rammarico. Si è sviluppato così e lo rispetto com'è.

Sarebbe completamente legittimo dire: vedo un ordine che è cresciuto nei secoli, e mi curo di far quadrare quest'ordine, a seconda di come fluisce l'energia. Come terapeuta vedo che nel suo sviluppo storico è diventato patriarcale, ma io prendo la realtà così com'è, e non la voglio cambiare.

In questo campo mi considero socialmente impegnato, ma ricavo le mie intuizioni soprattutto dal campo terapeutico.

Nelle rappresentazioni familiari di regola è così che la priorità è dell'uomo, non per superiorità, bensì per la sua funzione, poiché ciò che appartiene alle esigenze primarie di un gruppo ha la precedenza sulle sue mete.

In una clinica, l'amministrazione appartiene alle esigenze primarie, mentre la guarigione dei pazienti è la sua meta. L'amministrazione è al servizio delle esigenze primarie e i medici e le infermiere sono al servizio delle mete. L'amministrazione ha la priorità, perché si cura delle esigenze primarie. Non è superiore ai medici, ma l'amministrazione, in pratica, deve avere la precedenza. I medici qui non hanno niente da dire. Nondimeno l'amministrazione è al servizio dei medici, anche se ha la priorità.

Così è anche nella famiglia: l'uomo ha la priorità, perché si occupa delle esigenze primarie, ma per quanto riguarda le mete della famiglia, la donna è la figura centrale.

Questa descrizione può essere valida nel caso in cui i compiti siano nettamente divisi, con l'uomo che guadagna e la donna che si dedica all'educazione dei figli. Ma oggi non è più così. Ora si potrebbe anche dire che per l'anima vale ancora questa suddivisione, anche se di fatto la situazione è cambiata. Molte donne lavorano sia in casa che fuori.

Per il momento vorrei soffermarmi sul modello di famiglia tradizionale. Qui, di regola, viene prima l'uomo, poi la donna, e infine i figli. Viceversa, se la donna mette se stessa al primo posto e l'uomo al secondo – lo fa, per esempio, se disprezza l'uomo – allora questi desidera uscire dalla famiglia, e lascia la donna sola. Allora lei si sente abbandonata.

Se nella rappresentazione familiare metto poi di nuovo l'uomo al primo posto, alla destra della donna, allora lui sente che ha un compito da assolvere, e la donna si sente alleggerita e protetta.

Se adesso affermassi che l'uomo deve avere il primo posto, perché è un uomo, sosterrei un punto di vista patriarcale. Ma io mi rifiuto di fare questo. Guardo che cosa procura più armonia e favorisce il prosperare di tutti all'interno della famiglia.

È diverso se entrambi i genitori guadagnano e non vivono nel modello tradizionale?

Quando entrambi i genitori guadagnano, la donna ha lo stesso la priorità nell'ambito della famiglia. Assume i compiti più importanti per la vita interna della famiglia. L'uomo forse l'aiuta a svolgerli, ma non è che i ruoli possano essere scambiati o che ci sia un'eguaglianza. La diseguaglianza è forse attenuata, ma non eliminata.

Se l'uomo non può occuparsi della famiglia, per esempio se è malato o se ha bisogno di cure, allora la donna subentra al primo posto anche in pubblico.

Il rispetto

Ci sono donne che usano l'uomo solo per concepire dei figli, e fanno da sole tutto il resto. Sono queste le madri che volontariamente educano i figli da sole, senza avere un uomo vicino.

Questo è un rinnegare la realtà e un ripudio dell'ordine, perciò spesso in seguito i figli si vendicano contro la madre. Si arreca un'ingiustizia ai figli, se li si allontana dal padre. Se la madre dice: "Posso arrangiarmi da sola", disprezza e rimuove in questo modo il maschile. Da queste famiglie vengono dei giovani che fanno valere il maschile in modo deformato, perché il padre non ha ricevuto il dovuto rispetto dalla madre. Gli atteggiamenti dei radicali di destra sono spesso una vendetta contro l'arroganza delle madri che ritenevano di poter disprezzare o bandire l'uomo.

Io penso che il movimento delle madri che dicono: "Voglio un bambino, ma non un uomo", sia sempre più piccolo. La maggior parte delle donne che educano i figli da sole, si trovano in questa condizione perché a un certo punto non potevano più vivere con il marito o il marito non poteva più vivere con loro.

Ma si sente quel modo di pensare anche in molte altre famiglie.

Anche su questo punto siamo tornati alle donne, questa volta al disprezzo delle donne nei confronti degli uomini. Il movimento delle donne si è schierato contro il disprezzo del femminile e delle donne da parte degli uomini. Sembra dunque che il disprezzo esista da parte di entrambi i sessi. Come si spiega il disprezzo delle donne da lei notato nei confronti degli uomini?

Il doppio spostamento

Allo stesso modo con cui mi spiego il disprezzo delle donne da parte degli uomini. Entrambi sono spesso solo una compensazione di una precedente ingiustizia. Qualche volta si può notare che nelle famiglie quelli che sono nati dopo, per esempio le nipoti, vogliono compensare l'ingiustizia arrecata dagli uomini alle loro nonne o madri: donne che sono state abbandonate o sfruttate, picchiate e disprezzate dall'uomo. Ci sono esempi terribili al riguardo. Allora le nipoti dicono: questo non deve succedere mai più. Vogliono mettere le cose a posto, schierandosi contro gli uomini in generale o trattando il loro marito come se questi avesse fatto loro lo stesso torto. Non riconoscono, però, che in questo modo si mettono al di sopra delle loro nonne e, così facendo, le disprezzano.

Perché vogliono sollevarle da un peso, che però non spetta loro?

Esatto. La rabbia o l'aggressione di queste donne non è alimentata da un torto subìto in prima persona, ma dall'ingiustizia in cui sono incorsi altri. Non mettono a posto le loro cose.

Invece quando una donna pretende anche in modo aggressivo, se necessario, che il marito ripari a un torto che le ha fatto, sostiene a buon diritto la sua dignità. La forza di farlo le proviene dall'ingiustizia e dalla sofferenza vissute in prima persona. Ma se l'aggressione non si alimenta del torto subìto in prima persona, allora non ha neanche la forza di mettere a posto qualcosa.

Se l'ingiustizia inferta a una donna viene vendicata da altre donne contro altri uomini, si ha uno spostamento, non solo nel soggetto, per esempio dalla nonna alla nipote, ma anche nell'oggetto, per esempio dal nonno al proprio marito. L'aggressione non si rivolge così contro il colpevole, ma contro uomini qualunque o contro gli uomini in generale. In questo modo non si risolve niente, ma si provoca un movimento di opposizione che porta in modo completamente infruttuoso a una lotta dei sessi, in cui tutti perdono.

La via alla soluzione sarebbe che le donne tornassero innanzitutto dalle loro nonne o da altre donne ferite nella loro dignità, per esempio dicendo: "M'inchino al tuo destino, così come tu lo hai portato e gestito, e da ciò prendo la forza per fare io stessa qualcosa di buono e di grande". Allora non hanno bisogno di vendicare la nonna. Ricevono forza da lei, e possono rendere giustizia alla loro dignità di donne, senza denigrare altri. La grandezza non viene dal rendere gli altri più piccoli, ma dall'essere in pace con se stessi, ed essere così in grado di riconoscere anche il valore degli altri.

Una volta lei ha detto: "Viviamo in un'era femminile. Gli uomini sono in ritirata".

È un'affermazione un po' provocatoria. Le donne stanno marciando avanti, ma questo avviene in modo sano, senza che gli uomini debbano ritirarsi. Se le donne però combattono gli uomini, molti di questi preferiscono ritirarsi. Questa specie di fuga non è un vantaggio per le donne. Non si conquista un uomo combattendolo.

Se lei dunque afferma che le donne disprezzano gli uomini, non le accusa, ma considera piuttosto questo loro atteggiamento come un irretimento nella storia della loro famiglia.

È la conseguenza di destini precedenti che vengono ripresi adesso, semplicemente perché oggi le donne hanno anche più possibilità. Considero un gran progresso il fatto che le donne si siano messe a combattere per i propri diritti.

Cosa rientra qui nell'ambito terapeutico e cosa in quello socio-politico? Lei ribadisce che gli uomini hanno la priorità nella famiglia. Che tipo di affermazione è questa?

Questo genere di affermazioni generali non fa per me. Non sto instaurando delle norme sociali, ma rimango nell'ambito terapeutico, nel quale gli effetti sono verificabili. Quando lavoro con le famiglie, mi chiedo: dove e come si sentono meglio tutti i componenti della famiglia? Se prende il primo posto l'uomo, o se lo prende la donna? Nella rappresentazione faccio delle prove, e ho visto che nel settanta per cento dei casi la famiglia si sente meglio se al primo posto c'è l'uomo; nel trenta per cento, se si mette al primo posto la donna.

L'anima

Viene così riflessa nella famiglia la vita patriarcale maturata dalla storia? La socializzazione gioca un ruolo anche nell'inconscio?

Qui c'è di più. Qui è anche l'anima che agisce. L'anima non si regola secondo le richieste socio-politiche del tempo. Potrebbe anche sembrare ragionevole sollevare la richiesta che le donne vadano al primo posto, che si torni a instaurare il matriarcato anche ufficialmente. Ma le anime dei partecipanti non lo riconoscono. Si comportano purtuttavia come se lì qualcosa non fosse a posto, e ne soffrono. Le anime non si lasciano convincere dalle ideologie. Non si può neanche affermare che i processi più profondi dell'anima dipendano dalla socializzazione. Vediamo soltanto che nella nostra cultura le anime hanno più o meno tutte le stesse reazioni.

Ma ciò dipende dalla cultura.

Ne conseguirebbe che basta cambiare la cultura per cambiare l'anima. Ma così essa non cambia. Anche se l'opinione pubblica sostiene un punto di vista completamente diverso, le anime reagiscono ancora alla vecchia maniera.

Ne è poi così sicuro?

Dopo quello che ho visto, l'anima si regola secondo leggi che esulano dalla moda del momento.

Possiamo venire a conoscenza di queste leggi?

Per me sono oscure. Noi ne vediamo solo gli effetti. Io volgerei piuttosto l'attenzione a ciò che muove veramente le anime e cercherei di scoprire delle soluzioni su questa base. Esse avvengono poi senza bisogno di lottare, poiché l'anima non vuole che si disprezzi la madre, la donna o l'uomo. Vuole che qualcosa si metta in ordine e che ci sia un'interazione che faccia star bene tutti.

Leggendo i suoi libri, colpisce il fatto che le donne giocano un ruolo molto più importante degli uomini quando si tratta di trovare una soluzione degli irretimenti. Lei ora dice che le donne si sentono di regola migliori degli uomini. Come mai?

Me lo chiedo anch'io. Ma è vero: la chiave della soluzione è più spesso nella donna che nell'uomo. Il che implica anche un riconoscimento. Uomo e donna non hanno lo stesso peso: di regola le donne hanno un peso specifico superiore. Sono più centrate. È l'uomo a essere più al servizio della donna, che non viceversa. Questo è quanto viene vissuto della maggior parte delle famiglie.

Lei dice anche che le donne sentivano di regola d'essere migliori degli uomini. Questo sentirsi migliori, però, sta alla base della proliferazione di ogni sorta di guai.

È chiaro che la donna con le sue esperienze specifiche della gravidanza e della nascita percepisca chiaramente il significato speciale che ha. Non nel senso di sentirsi migliore, ma semplicemente sente il suo significato.

L'uomo non ha esperienze che vanno così in profondità. Le cerca in un altro modo. L'uomo deve sempre essere sicuro della sua mascolinità, mentre la donna sente meno questo tipo di esigenza. L'uomo si rassicura della sua mascolinità per lo più in compagnia d'altri uomini. L'uomo è diverso dalla donna. Non perché lo voglia, ma perché è così. Spesso per la donna è difficile capire che l'uomo è così diverso. D'altro canto anche per l'uomo è difficile, ma non nella misura in cui lo è per la donna.

Questo per me non risolve il problema del sentirsi migliori. Non è di poco peso quando lei afferma che in famiglia sono di solito le donne che prendono in mano lo scettro, già per il semplice fatto che si sentono migliori degli uomini.

Il sentirsi migliori è una degenerazione di questo sapere riguardo al significato. Quando le donne si attengono al significato non c'è più bisogno che assumano questi atteggiamenti di superiorità.

Ma lei dice che le donne si sentono migliori degli uomini.

Va bene, qualche volta parlo anche un po' per intrattenere.

Ma io voglio prendere le cose ancora una volta sul

serio. Il movimento delle donne si rivolge proprio contro il disprezzo nei confronti delle donne. Cos'altro rimane alle vittime di un potere usato ingiustificatamente, se non sentirsi superiori?

La repressione e la limitazione della donna, esercitate per molti secoli, sono una brutta cosa. Io me la spiego come un effetto della paura dell'uomo nei confronti del peso della donna. Egli cerca di difendersi da questa realtà, dominando o addomesticando la donna. Ho però anche visto che il maschile è al servizio del femminile. Ora il compito per l'uomo sarebbe di considerare il significato del femminile, rispettandolo in un senso più profondo. In questo modo verrebbero riconosciuti alla donna gli stessi diritti e le stesse possibilità che l'uomo rivendica per sé.

Le donne si sono conquistate questo pezzettino di dignità in pubblico combattendo aspramente.

Sì, è vero. D'altro canto gli uomini che le hanno comprese, gliel'hanno anche concessa volentieri – soprattutto in famiglia.

Veramente? Già la sola intenzione delle donne di andare a lavorare e di guadagnarsi da vivere, provocava e provoca ancor oggi una forte opposizione da parte di certi uomini.

Quando la donna guadagna uno stipendio e guadagna tanto da poter vivere da sola, ha ancora più peso. L'uomo allora può facilmente viverlo come un "sovrappeso", e in effetti lo è anche. Oggi c'è bisogno di una nuova cultura dei rapporti per poter stare insieme.

Lei afferma che le donne si vendicano per ingiustizie non subite da loro, bensì dalle loro madri o non-

ne. Secondo me questa è un'affermazione troppo unilaterale. Molte donne subiscono tuttora ingiustizie solo per il fatto di essere donne: la remunerazione non equa (il settantotto per cento delle donne tedesche non può neanche provvedere al proprio sostentamento), l'essere lasciate sole ad allevare i figli senza sufficiente danaro ecc. Non a torto si dice che la povertà è femminile – e qui si potrebbero enumerare un bel po' di altre cose. Queste non sono ingiustizie vissute al posto d'altri!

Questo è vero. Ma, andando a un livello più sottile, vorrei anche chiedere: la donna che combatte questa ingiustizia come onora l'uomo? Lo ha mai onorato? Gli ha concesso per esempio i diritti di padre? Spesso la donna non lo fa. Qui non si tratta solo del comportamento dell'uomo. L'uomo si comporta così anche perché la donna lo ha escluso o disprezzato. È come un circolo vizioso.

In ogni movimento radicale non si prendono in considerazione tante cose. Penso che questa tendenza rientri nella loro natura. Se la capisco bene, lei dice: nonostante tutte le ingiustizie, la cosa più importante è che le donne onorino il maschile. Questo fa parte, secondo lei, della nuova cultura dei rapporti? Che uomini e donne sappiano onorare di volta in volta l'altro sesso? E che le donne non associno all'uomo tutti i guai del mondo?

Questo lei lo ha espresso molto bene.

Capitolo 22

Mi prendo cura della nuova generazione

Sull'impegno e la compensazione

Lei è un terapista della famiglia. È dunque chiaro che parli sempre di padre, madre, figli. Ma sembra che questo escluda una parte dell'umanità: tutte le persone senza figli, senza relazioni, o coloro che instaurano delle forme di convivenza al di fuori del matrimonio o della famiglia tradizionali. Questa molteplicità di modi di vivere è oggigiorno molto più corrispondente alla realtà. Qualche volta ho l'impressione che per lei una donna senza figli non sia naturale.

La possibilità perduta

Per secoli era inevitabile che la donna dovesse partorire molti figli. Nell'antichità ogni donna doveva partorire cinque figli per salvaguardare la sopravvivenza nella città. Ciò rientrava nella vita normale. Per noi oggi è inimmaginabile la vita di queste persone – questa vicinanza alla morte prematura. Eppure a quei tempi la gente era gioiosa e si godeva la vita dei sensi.

Ma tanta vita può svilupparsi soltanto in presenza di altrettanta morte. Se non c'è più tanta morte, non ci può neanche più essere tanta nuova vita. Detto cinicamente: siccome le grandi conquiste della medicina ci salvano dalla morte prematura, ci viene tolta l'altra parte così appagante.

Oggi è impensabile avere di norma cinque o sei bambini. A noi viene indicata un'altra strada: molte coppie non hanno figli, e ci sono molti single. Nella nostra situazione questo è appropriato.

La stranezza, però, è che molte persone determinate a non avere figli, ritengono di aver scelto per sé una strada più bella. Ma forse non si accorgono che è una strada necessaria, che si è andata configurando nel corso dell'intera evoluzione. In questo caso sfugge loro anche un'altra cosa: che, anche se si sentono bene in questo stato, sono esclusi da qualcosa di più importante.

Questo adesso è riferito a donne e a coppie senza figli?

Una volta, per le donne – ma anche per gli uomini – era una gran soddisfazione avere molti figli. Non avevano a disposizione nient'altro. Se oggi una donna ha un solo figlio, sente che la famiglia non è tutto per lei. Se non ha figli, lo sente ancora di più. Allora cerca di svilupparsi coltivando altri interessi. Questo è giusto. Solo che così non può raggiungere la profonda soddisfazione che hanno le donne con tanti bambini.

Rilke descrive questa situazione a modo suo. Stiamo perdendo la natura. Stiamo perdendo gli ampi spazi. Stiamo perdendo la molteplicità. La terra si sta impoverendo. Molto di quello che c'era una volta è sparito e ne rimane solo il ricordo. Ma fuori non c'è più. Il rimpianto per questa perdita conferisce una parte della ricchezza perduta e della sua profondità a quel che ancora ci rimane.

Se una donna si accorge che non potrà mai avere la soddisfazione di vivere appieno l'esperienza della maternità, e vive questo fatto come una perdita che però accetta, allora tramite il rimpianto e la rinuncia riguadagnerà una parte della possibilità perduta. Ciò renderà ricco il suo agire. Se svolgerà una professione con questa consapevolezza della perdita, troverà una soddisfazione molto più grande che se dicesse con disprezzo: "Cosa mi interessano bambini, casa e chiesa!". O se considerasse un gran progresso qualcosa che invece allo stesso tempo è anche una perdita.

Non che dovremmo o potremmo cambiare questa situazione. Questo non va. Ma c'è profondità nel prendere in considerazione ciò che abbiamo perduto, nel dargli un posto nel nostro cuore e ricordarlo, e nell'affrontare con questo ricordo le possibilità che abbiamo.

Nella messa in scena delle costellazioni familiari, lei torna a includere i morti che non sono stati trattati con il dovuto rispetto. Questo che lei fa in una cornice terapeutica si può dunque anche fare, in un certo senso, a livello sociale?

Non l'avevo ancora considerato sotto questo aspetto, ma sono d'accordo con lei. Si crea una totalità, includendo anche ciò che si è perso, senza che sia ancora esistito o possa essere rievocato.

Un simile atteggiamento non è neanche una forma di nostalgia nel senso che tutto prima era meglio. Non è neppure una negazione del passato, secondo il motto seguente: oggi è tutto meglio di prima.

È senza superiorità e senza nostalgia, ma anche senza la pretesa di restaurazione – come se si potessero ripristinare i vecchi tempi! Si possono rallentare gli sviluppi, si può cercare di mantenere il più possibile, ma immaginarsi di poter salvare tutto, secondo me, è illusorio.

Lei ha usato prima una parola che sento raramente sulle sue labbra: impegno. E accennava anche a possibili effetti positivi. Esiste allora anche per lei qualcosa come un impegno? Finora si è espresso in modo piuttosto negativo nei confronti delle persone impegnate, perché spesso si sentono migliori. Qual è allora la sua idea di impegno?

Prendersi cura della nuova generazione. Questo è un compito di pertinenza degli adulti: che i bambini per esempio stiano bene e che abbiano la possibilità di svilupparsi a modo loro.

È un impegno che non è solo dei genitori?

No. Ogni piena realizzazione viene da questa cura. Anche in politica il fattore decisivo è la cura della nuova generazione. Questa cura è senza stress, e avviene con molta calma. È una compensazione. Il che significa: prendo ciò che ho ricevuto dai miei genitori e lo onoro tramandandolo agli altri, lasciando che trabocchi su di loro.

Spesso per esempio dopo un lavoro terapeutico mi immagino: come stanno i bambini dopo che i genitori sono stati da me? Molti bambini stanno meglio. Ciò mi commuove. Non è però un impegno, nel senso che intraprendo qualcosa. È come un calmo vibrare all'unisono, prendere e tramandare.

Lo si nota nei nonni, quando sono insieme ai loro nipotini. È un'attitudine rilassata. I nonni tramandano quel che hanno, senza pretese. È una bella immagine, per me, l'immagine della vecchiaia.

Chi è ancora nel pieno della sua vita, non ha bisogno di comportarsi così. Sarebbe assurdo. Ma è bello riconoscere di essere in questo flusso della vita, dal quale veniamo, al quale partecipiamo e di cui tramandiamo qualcosa.

Una specie di etica.

Potrebbe anche esserlo, se non fosse una cosa così ordinaria. Non c'è bisogno di dire a nessuno una cosa del genere. Con l'etica si instaurano delle pretese che vanno adempiute. Non ho bisogno di dire a un nonno come deve comportarsi con i suoi nipoti. Lo sa. Se ne faccio un'etica, forse mi metto addirittura contro il flusso della vita.

La svolta del destino

Lei parla così tanto della dedizione al destino. In che rapporto sta con l'impegno?

Il destino è qualcosa che è predeterminato a qualcuno e non lo si può definire con precisione. Una persona che si impegna si sente chiamata a qualcosa.

Esiste una predestinazione per ogni persona?

Predestinazione è una parola grossa. Preferisco dire: siamo presi a servizio. Ciò ha a che fare con una meta, verso la quale la persona si dirige. D'altronde il singolo è limitato dalle circostanze: per esempio da malattie, costituzione fisica, nazione e popolo. Egli si sviluppa all'interno dei limiti prestabiliti. Se si accorda a essi, ne trae forza per una vita piena e soddisfacente.

Come terapeuta guardo per ogni persona: dove porta la sua strada, in che direzione? E dove sono i suoi limiti? La porto quindi ad accordarsi a questi limiti. Non do spazio all'illusione, come se i suoi sogni potessero diventare realtà.

Fa anche parte del destino prendere su di sé le conseguenze del proprio agire e della propria colpa. Che uno abbia questa partner, questo lavoro, questi figli. Che sia limitato dal fatto di avere poche speranze nella vita, che lavori per fallire e che forse questa sia una condizione che appartiene al suo destino. Esiste anche questo. Non voglio interferire qui. Faccio quello che deve fare lui. Mi accordo a questo destino. Proprio perché mi accordo a esso in questo modo, posso trovare, all'interno dei limiti prestabiliti, delle vie che possono essere utili.

Non esiste un intervento che possa cambiare il destino?

Naturalmente. Ciò che cambia il destino non va contro questo destino. La possibilità di un cambiamento è a volte un dono inerente a esso. Se però vedo che i tempi non sono maturi, non intraprendo niente.

Questo modo di pensare è piuttosto premoderno o postmoderno. L'uomo moderno parte dal presupposto che ha la vita nelle sue mani, che è lui a determinare il suo destino. Si dice anche: tu ti crei il tuo destino. Non esiste anche, entro la cornice di questo destino, qualcosa come una propria creazione di felicità e infelicità?

Certo che esiste. Ma esiste anche la possibilità di andare insieme e di subordinarsi. Se qualcuno si accorge di essere preso a servizio e si conforma a ciò, si ritrova a percorrere vie che non poteva neanche immaginare. La meta non è chiara e i passi successivi sono oscuri. Sente di essere in risonanza con qualcosa, ma non sa dove questo lo porti. Allora di regola viene guidato verso qualcosa di molto più grande e appagante di quanto possa raggiungere chi fa solo affidamento su se stesso. Poiché il fare crea opposizioni.

Quando lei parla di ordini, mi viene in mente che fa sempre riferimento a questo "sentirsi migliori degli al-

tri". Questo atteggiamento sembra la causa principale dello sconvolgimento dell'ordine. Esiste anche un altro agire che abbia un peso simile?

Sì, ma in senso positivo. Quando riconosco che tutti hanno lo stesso diritto d'appartenenza. Non come postulato, ma come un ordine che ha degli effetti. E ancora: ognuno ha nella compagine d'insieme il suo posto speciale. Nessuno è migliore o peggiore solo per il fatto di essere diverso.

L'ordine delle anime e la morale

Questo è un ordine d'anime piuttosto amorale.

Si può anche dire che è la morale più alta.

Quando dico amorale intendo questo: una donna con un bambino illegittimo, una convivente o un omosessuale una volta venivano esclusi. Un tempo si tenevano anche nascosti i bambini illegittimi. Tutti questi atteggiamenti corrispondevano alla morale di allora...

Questa morale serve per mettersi in una posizione di superiorità rispetto agli altri. Tutte le discussioni più sgradevoli sono causate da questo atteggiamento di base: "Io ho più diritti di te, io posso limitarti" – questi sono gradini verso l'annientamento.

Io considero amorale un senso di ordine e di uguaglianza completamente indipendente dalla morale che al momento domina la società.

Esattamente.

Ciò implica che questo ordine delle anime può anche sconvolgere la morale che regna al momento. Se penso per esempio ai rigidi controlli che ci sono nei paesini o alla morale ristretta degli anni cinquanta, vedo bene che ci sono situazioni storiche o sociali che sono più predestinate a questa specie di esclusione di altre.

Esatto. Quindi, non appena subentra un disturbo e un gruppo non funziona più, bisogna innanzitutto vedere: dove è stato escluso qualcuno? E quindi lo si rimette in gioco.

Anche lei ha un'idea ben precisa di cosa sia buono, pur affermando: "Prendo il mondo così com'è". Come si può evitare di sentirsi migliori? Che cos'è buono per lei?

Il criterio per il bene è questo: dà gioia o sollievo all'altro, o placa una necessità. Vedo però che gli altri tante volte stanno meglio se mi trattengo e non interferisco nelle loro faccende. Si tratta quindi non solo di agire bene, ma anche di sapere quando è bene non intervenire.

Si discute molto in pubblico sul suo lavoro. Come affronta gli attacchi alle sue affermazioni?

Molto semplicemente: se in questo modo qualcuno provoca qualcosa di positivo, ben venga!

Indice analitico

Indice

Printed in Great Britain
by Amazon

37051134R00118